John Hunter ist ärztlicher Berater am Addenbrooke-Krankenhaus in Cambridge und ein anerkannter Wissenschafter auf dem Gebiet der Lebensmittelallergie und Nahrungsmittelunverträglichkeit. Sein besonderes Interesse an Nährstoffen entwickelte sich im Zusammenhang mit Patienten, die in seine Privatordination kamen und an Reizkolon-Syndrom litten. Er hat mehr als 40 Untersuchungen für die größten medizinischen Zeitschriften, u. a. für *Lancet, Update* und das *British Medical Journal,* durchgeführt.

Virginia Alun Jones ist seit 1982 als wissenschaftliche Mitarbeiterin von Dr. Hunter am Addenbrooke-Krankenhaus tätig. Sie hat — neben der Mitarbeit an diesem Buch — auch die Ergebnisse dieser Teamarbeit bei wissenschaftlichen Veranstaltungen in England und ganz Europa vorgestellt. Sie schrieb zahlreiche Artikel für medizinische Zeitschriften, u. a. für *British Medical Journal,* für *Lancet* und das *Journal of the Royal College of General Practitioners.*

Elizabeth Workman erhielt ihr staatliches Diplom als Diätistin nach dem Besuch der Kurse am Leeds-Polytechnikum. Schon vorher hatte sie ein Diplom für Biologie an der Leicester-Universität erlangt. Sie konnte in den letzten vier Jahren große Erfahrung auf dem Gebiet der nahrungsmittelbezogenen Erkrankungen sammeln und betrachtet es als eine Herausforderung, appetitliche und nahrhafte Rezepte mit ungewöhnlichen Zutaten zu kreieren.

AKTIVE GESUNDHEIT

Elizabeth Workman / Dr. med. John Hunter
Dr. med. Virginia Alun Jones

ALLERGIE-DIÄT

Wie man Lebensmittel-Unverträglichkeiten
überwinden kann

ORAC

Dieses Buch wurde von Leonie Manhardt ins Deutsche übertragen.

ISBN 3-85368-899-3
Copyright © der englischen Originalausgabe by
Dr. John Hunter, Dr. Virginia Jones und Elisabeth Workman, 1984
Copyright © der deutschsprachigen Ausgabe by Verlag ORAC, Wien 1985
Die englische Originalausgabe erschien unter dem Titel
„The Allegy diet" im Verlag Martin Dunitz, London.
Neudruck 1988
Alle Rechte vorbehalten.
Satz: Rademacher Ges.m.b.H., Wien

Umschlag vorne: *Erdbeereis (oben rechts, siehe Seite 106), Fetasalat (oben links, siehe Seite 55), Teekuchen mit Äpfeln und Nüssen sowie Fladenbrot (unten links, siehe Seite 92 und 91), Brathuhn (unten rechts, siehe Seite 74)*
Umschlag hinten: *Teufelskeulen (oben, siehe Seite 65), Bohnensalat mit Äpfeln (unten, siehe Seite 52)*

INHALT

EINLEITUNG

Lebensmittelallergie ist ein Begriff, mit dem die Medizin vorsichtig umgeht, und das ist auch richtig so. Presseberichte haben zur allgemeinen Annahme geführt, daß jede Art von Nahrungsstoffen — angefangen von Avocados bis zu Zucchinis — „allergische Reaktionen" (Ausschläge, tränende Nasen und Kopfschmerzen) hervorrufen können. Das hat viele Menschen dazu gebracht, an sich selbst alle möglichen Lebensmittelallergien festzustellen, so daß sie sich der Gefahr von Mangelerscheinungen aussetzen, weil so zu viele wichtige Nährstoffe ausgeschlossen werden.

In diesem Buch wird erläutert, welche durch Unverträglichkeit verschiedener Nährstoffe verursachte Erkrankungen heute bekannt sind. Wir und andere Wissenschafter haben durch medizinische Versuche bewiesen, daß Nahrungsmittelunverträglichkeit erfolgreich behandelt werden kann, wenn man bestimmte, allergische Reaktionen bewirkende Stoffe ausschließt. Diese Ernährung muß jedoch sorgfältig ausgewogen sein. Unsere Menüpläne und Rezepte zeigen Ihnen, daß sie dabei auch wohlschmeckend und appetitlich sein kann.

Leider rufen bei den meisten Menschen verschiedene und nicht stets ganz bestimmte Lebensmittel Erkrankungen hervor. Den oder die Urheber zu finden, kann zeitraubend und schwierig sein. Einige Ärzte experimentieren auf diesem neuen Gebiet. Wir haben deshalb dieses Buch geschrieben, um Patienten — und auch deren Ärzten — mit den verschiedensten Symptomen festzustellen helfen, ob tatsächlich eine Lebensmittelunverträglichkeit besteht, und wenn ja, wie man damit fertig wird.

Was ist eine Allergie?

Die meisten Bücher, die in diesem Zusammenhang über Ernährung und Krankheiten geschrieben worden sind, nennen diese Erkrankungen „Lebensmittelallergie". Ursprünglich bedeutete das Wort „Allergie" eine „abweichende Reaktion" durch fremdartige Substanzen im Körper. Aber im Laufe der Zeit hat sich der Begriff gewandelt, und heute bezeichnet jeder Arzt damit eine Reaktion, die durch den Zusammenbruch des Abwehrsystems im Körper erzeugt wird.

Die wirkliche Aufgabe des Abwehrsystems ist es, Infektionserreger — wie Bakterien und Viren —, die in den Körper eingedrungen sind, zu erkennen und zu zerstören. Dies sind die sogenannten Antikörper, die im Blut erzeugt werden und die der Zelle die Möglichkeit geben, dem Angriff der Bazillen entgegenzutreten. Bei allergischen Reaktionen wird eine abnorme Art von Antikörpern produziert, die auf gewisse fremde Substanzen, die Allergene (zum Beispiel Sporen, Pollen oder Nahrungsstoffe), reagieren. Die Kombination Antikörper—Allergene erzeugt das allergische Symptom.

Bei den meisten Allergien kann der Arzt die allergische Reaktion, die im Blut vor sich geht, finden. Aber im Falle der Lebensmittelallergie ist dies kaum möglich. Deshalb bezweifelten Ärzte früher überhaupt die Existenz von Lebensmittelallergien; heute ist jedoch bewiesen, daß Nahrungsstoffe Krankheiten verursachen können.

Wie werden Krankheiten durch Nahrungsmittel erzeugt?

Wir sind noch immer nicht sicher, wie diese Lebensmittel Symptome verursachen. Wir wissen jedoch, daß einige Chemikalien enthalten, die von einer Reihe von Menschen, aber keineswegs von allen, nicht vertragen werden. Milch etwa, enthält einen Zucker, genannt Lactose, der durch einen natürlichen chemischen Stoff, ein Enzym, in der Darmwand verarbeitet wird. Alle Kinder besitzen dieses Enzym, aber es verschwindet im frühen Erwachsenenalter bei allen Farbigen, nicht aber bei der weißen Rasse. Das bedeutet, daß Milch bei vielen Durchfall verursacht, weil sie die Lactose nicht aufarbeiten können.

Warum einige Menschen auf chemische Stoffe reagieren, hängt wahrscheinlich auch damit zusammen, wie sich die verschiedenen Enzyme in ihrem Körper verhalten. Ein Hinweis bei der Erforschung war die Reaktion auf ein bestimmtes Enzym, die Monogamino-Oxidase. Bestimmte Medikamente verringern ihre Wirkung, und Menschen, die diese Medikamente verwenden, müssen bestimmte Speisen (etwa Käse, Rotwein, Hefe oder Hefeextrakt) meiden, sonst entwickeln sie Bluthochdruck und starke Kopfschmerzen.

Leider aber ist alles nicht so einfach, weil Lebensmittelunverträglichkeit nicht nur mit dem Verhalten der Enzyme zusammenhängt. Es gibt weitere chemische Stoffe, die in verschiedener Weise arbeiten, Coffein, Histamine und Tyramine. Coffein ist in Tee, Kaffee, Kakao, Cola-Getränken und Schokolade enthalten. Käse, Bier, Würste und Konserven enthalten Histamine, während wir in Bierhefe, Rotwein und Käse Tyramine finden. Zu viel starker Kaffee erzeugt Symptome wie Ruhelosigkeit, Herzklopfen und Sodbrennen. Histamine und Tyramine sind mögliche Erreger der Migräne. Es wird vermutet, daß sie, vom Körper aufgenommen, wahrscheinlich den Durchmesser der kleinen Blutgefäße verändern und dadurch den Migräneanfall erzeugen.

Unsere Untersuchungen in Cambridge haben ergeben, daß viele Menschen, die Getreide nicht vertragen, an der Innenseite der Darmwände eine große Menge von Histaminen abgeben, wenn sie mit Getreide in Kontakt kommen. Vielleicht besitzen sie bestimmte Zellen, die diese Reaktion bewirken.

Manche Menschen entwickeln ein Reizkolonsyndrom nach einer Reihe von Entzündungen des Magen-/Darmtraktes Gastroenteritis oder langfristigen Behandlungen mit Antibiotika. Wir haben nun herausgefunden, daß viele Patienten im Laufe dieser Erkrankung Veränderungen der Darmbakterienflora zeigen. Es scheint deshalb möglich, daß diese dafür verantwortlich ist: Sie kann Nahrungsrückstände nicht aufarbeiten und erzeugt dadurch chemische Stoffe, die diese Darmerkrankung hervorrufen.

Da es viele Gründe für Reaktionen auf Lebensmittel gibt und die meisten nicht mit einer Allergie zusammenhängen, ist es vernünftig, eher von „Nahrungsunverträglichkeit" denn von „Lebensmittelallergie" zu sprechen.

Welche Erkrankungen werden durch Nahrungsunverträglichkeit verursacht?

Vom gegenwärtigen Stand der Wissenschaft aus kann über Erkrankungen durch Nahrungsmittel gesagt werden, daß Lebensmittelunverträglichkeit nicht in jedem Fall der Grund ist. Es gibt sicherlich auch andere bekannte

Ursachen für diese Erkrankungen — aber wir und andere Wissenschafter haben durch den Erfolg mit diätetischer Behandlung bewiesen, daß Nahrungsunverträglichkeit bei weitem die verbreitetste ist. Wenn bei Ihrem Kind oder bei Ihnen selbst eine dieser Erkrankungen diagnostiziert worden ist, kann eine bestimmte Diät wahrscheinlich das Heilmittel sein. Sie müssen diese Diät jedoch mit Ihrem Arzt und vielleicht auch mit einem Spezialisten besprechen, bevor Sie bestimmte Speisen von Ihrer täglichen Ernährung streichen.

Wir haben hier die Erkrankungen gesammelt dargestellt, die oft durch Unverträglichkeit des einen oder anderen Nahrungsstoffes (siehe Aufstellung auf Seite 19) hervorgerufen und durch eine Diät behandelt werden können:

Reizkolonsyndrom
Migräne
Asthma
Rhinitis
Zöliakie
Ekzeme
Nesselsucht
· Kuhmilchüberempfindlichkeit

Seit kurzem erzielen wir in Cambridge auch bei der Behandlung der Crohnschen Erkrankung (eine Entzündung des Darmes) durch Diät gute Erfolge. Da sich jedoch diese Untersuchungen noch im Experimentierstadium befinden, und da die Erkrankung ernsthafter Natur sein kann, sollte jede Veränderung Ihrer Ernährung nur unter genauer ärztlicher Kontrolle in einem Krankenhaus, das auf Erkrankungen dieser Art spezialisiert ist, durchgeführt werden.

Reizkolonsyndrom

Reizkolonsyndrom ist eine häufige Erkrankung, die zweimal sooft Frauen als Männer betrifft. In England leidet eine von drei Personen mehr oder weniger stark zu verschiedenen Zeiten daran. Es ist auch oft als „spastische Kolitis" bekannt. Die Symptome sind: starke Bauchschmerzen und Blähungen, verbunden mit Durchfall oder starkem Stuhlgang.

Wie erwähnt, treten die Symptome nach Gastroenteritis oder einer langen Behandlung mit Antibiotika auf. Da die einzelnen Röntgenbilder und Blutuntersuchungen immer „ohne Befund" sind, hat dies bei manchen Ärzten zur Annahme geführt, daß diese Erkrankung psychischen Ursprung hat. Menschen, die jahrelang ohne nennenswerte Besserung an Bauchschmerzen leiden, neigen dazu, das Leben als Pein zu empfinden. Aber eine psychiatrische Behandlung beendet diese Symptome meist nicht, und wie die Erfahrung in Cambridge gezeigt hat, ist der Grund bei mindestens zwei Drittel unserer Patienten, die an Reizkolonsyndrom leiden, eine Lebensmittelunverträglichkeit. Von 182 mit einer Diät behandelten Patienten konnten wir bei 122 die Symptome vollkommen heilen. Zwei Jahre später haben wir an 80 Patienten geschrieben, um festzustellen, wie es ihnen in der Zwischenzeit ergangen ist. 71 haben geantwortet: 59 fühlten sich bei ihrer Diät noch immer gesund, sechs fühlten sich gesund, obwohl sie zu normalen Eßgewohnheiten übergegangen waren. Wir sind deshalb der Meinung, daß die Behandlung mit einer Diät noch immer der beste Weg für die Heilung bei Reizkolonsyndrom ist.

Obwohl nicht alle Fälle durch Nahrungsmittelunverträglichkeit verursacht werden — Menstruationsveränderungen können ebenfalls diese Symptome hervorrufen und, allerdings weniger oft, ein Mangel an Ballaststoffen in der Ernährung oder kurzfristige Anspannung —, glauben wir, daß jeder, der an Reizkolonsyndrom leidet, eine Ausschlußdiät zumindest versuchen sollte.

Migräne

Migräne ist ein ziemlich verbreitetes Problem, vor allem bei Frauen — eine von fünf zwischen 20 und 45 Jahren leidet darunter. Bis jetzt wurde noch nicht entdeckt, warum Migräne bei Frauen häufiger auftritt. Aber migräneartige Kopfschmerzen sind vererbbar und befallen gewöhnlich nur eine Seite des Kopfes. Übelkeit und Erbrechen sind Begleitsymptome. Ein Anfall kann bis zu 36 oder sogar 48 Stunden dauern: Gottlob sind die meisten Anfälle viel kürzer. Migräne scheint durch eine Anzahl von Umständen wie Müdigkeit, Anspannung, Aufregung, Fasten, grelles Licht und auch durch Speisen hervorgerufen zu werden.

Professor Soothill — er arbeitet am berühmten Londoner Kinderspital Great Ormond Street — hat ein besonderes Interesse an der Behandlung von Migräne durch Diät. Er fand, daß bei 88 Kindern, die mindestens einmal pro Woche Migräne hatten, 82 von Kopfschmerzen befreit werden konnten, wenn sie einer „Ausschlußdiät folgten, selbst wenn andere Ursachen vermutet worden waren. Dabei wurde entdeckt, daß die meisten dieser Kinder Probleme mit vier oder mehr Nahrungsstoffen hatten. Anscheinend ist es bei Kindern ziemlich leicht, und vor allem zielführend, eine geringe Anzahl von Nahrungsstoffen aus der Ernährung zu eliminieren.

Asthma und Rhinitis

Keuchender Atem und Atembeschwerden sind die Hauptsymptome bei Asthma. In der Nacht kann auch Husten auftreten. Hiefür gibt es eine Menge von Ursachen. Bei einem Versuch wurde entdeckt, daß bei nahezu 30 Prozent der Leidenden bestimmte Nahrungsstoffe Asthmaanfälle hervorgerufen haben. Einige Menschen mußten bestimmte Speisen nur riechen, um einen Anfall zu bekommen; andere allerdings mußten sie auch tatsächlich zu sich nehmen. Das Keuchen begann gewöhnlich eine oder zwei Stunden nach dem Essen.

Aber Nahrungsstoffe sind nur eine Ursache von Asthma, und da die Anfälle sehr schwer sein können, müssen sich besonders Asthmatiker vor dem Versuch mit einer Diät als Behandlungsmethode zuerst mit ihrem Arzt besprechen.

Rhinitis ist der medizinische Begriff für eine ständig rinnende oder verstopfte Nase. Sie kann, wie Asthma, mit falscher Ernährung zusammenhängen. Und obwohl die Symptome ähnlich wie bei einem gewöhnlichen Schnupfen sind, kann keine Verwechslung entstehen, da Rhinitis nicht wie eine Erkältung kommt und geht. Es ist ein andauernder Zustand. Wenn Ihr Arzt Ihnen bestätigt, daß Sie an Rhinitis leiden, ist eine Diät als Behandlung sicherlich einen Versuch wert.

Zöliakie

Zöliakie betrifft etwa zwei von dreitausend Menschen in England, vielleicht einen von fünftausend in den Vereinigten Staaten. Bei dieser Erkrankung reißt Gluten, ein Protein, das in Weizen, Roggen und Gerste enthalten ist, die Darmwand auf und zerstört sie, so daß das Essen nicht mehr richtig verarbeitet werden kann. Dies führt zu einer Reihe von Gesundheitsschäden, zu Durchfall, Knochenkrankheiten, Wachstumsstörungen und Gewichtsverlust. Auch Anämie kann dabei auftreten. Da jedoch die Symptome auch durch andere Umstände verursacht werden können, sollte eine glutenfreie Diät als Behandlung nicht vor der Diagnose durch einen Spezialisten durchgeführt werden.

Die Entdeckung, daß Zöliakie durch Gluten verursacht wird, erfolgte rein zufällig. Der Großteil des Weizens, der während des Zweiten Weltkrieges in Holland wuchs, wurde an die deutsche Front geschickt, so daß die Zivilbevölkerung sich mit Kartoffeln begnügen mußte. In dieser Zeit besserte sich der Zustand der Kinder, die an Zöliakie litten, entscheidend. Der holländische Spezialist Dr. W. K. Dicke kam somit zu der Schlußfolgerung, daß das Weglassen von Gluten aus der Ernährung der Kinder ihren Zustand gebessert hatte.

Der Zustand der Patienten, die an Zöliakie leiden, bessert sich entscheidend, wenn die Nahrungsstoffe, die Gluten enthalten, gänzlich von ihrer Ernährung gestrichen werden. Trotzdem sollten sie regelmäßig einen Arzt aufsuchen, um sicherzugehen, daß keine Mangelerscheinungen auftreten können. Glutenfreie Produkte sind im Handel erhältlich, und auch in diesem Buch sind viele Rezepte enthalten. Sie sind allerdings nur für Menschen geeignet, die an Zöliakie leiden.

Ekzeme

Es handelt sich hier oft um einen juckenden roten Ausschlag an der Innenseite von Ellbogen oder Knien. Er schuppt, bildet einen Schorf und tritt gleichermaßen bei Kindern wie bei Erwachsenen auf. Der Ausschlag kommt und geht. Er wird bisweilen mittels Steroidsalben und Antihistamin-Tabletten behandelt. Es ist ziemlich eindeutig bewiesen, daß er durch Lebensmittelunverträglichkeit, vor allem durch Eier und Milch, verursacht werden kann. Bei 14 von 20 Kindern, die am Londoner Kinderspital getestet wurden, besserte sich der Zustand, wenn Kuhmilch und Eier in ihrer Ernährung gestrichen wurden. In einer Studie der Universität Texas (USA) besserte sich bei 32 von 37 Kindern der Ausschlag, nachdem Kuhmilch von der Ernährung ausgeschlossen, und verschlimmerte sich wieder, wenn sie wieder erlaubt wurde. Der orangefarbene Farbstoff Tartrazin, der in gelbgefärbten Nahrungsmitteln (siehe Seite 16) nachzuweisen ist, ist ebenfalls oft eine Ursache des Ekzems. Nahrungsmittelreaktionen erzeugen eine Veränderung im Blut. Das läßt vermuten, daß Menschen mit Ekzem echte Allergiker sind.

Nesselsucht

Es ist dies eine sehr verbreitete Erkrankung — vor allem bei Kindern. Überall auf der Haut erscheinen große, rote, juckende Flecken. Weitere Symptome sind Schwellungen auf den Lippen und im Mund. Nesselsucht kann durch viele Faktoren verursacht werden, unter anderem durch Hitze, Licht, Druck und Vibration. Bei 44 Prozent der getesteten Kinder waren Nahrungsstoffe, künstliche Farbstoffe, Konservierungsmittel und Zusatzstoffe der Grund. Neuere Studien haben gezeigt, daß Salicylate (ein chemischer Stoff, der in Aspirin und auch in Lebensmitteln gefunden wird) sowie Hefe und Kuhmilch ebenfalls die Ursachen sein können.

Kuhmilchunverträglichkeit

An Kuhmilchunverträglichkeit leiden hauptsächlich Babys vor dem vierten Lebensmonat, die mit der Flasche ernährt werden. Die Symptome sind: starke Koliken, Durchfall, Ekzeme, Erbrechen und rinnende Nase. Diese Symptome verschwinden gewöhnlich, wenn etwa im zweiten Lebensjahr auf feste Nahrungsstoffe übergegangen wird.

Mütter, deren Kinder auf Kuhmilch reagieren, sollten mit dem Hausarzt über das Problem sprechen. Zwei oder drei einfache Tests (Biopsien) im Dünndarm während der Einnahme von Kuhmilch und, nachdem sie abgegangen ist, zeigen eindeutig, ob Kuhmilch die Ursache ist. Auch wenn eine kuhmilchfreie Diät für Ihr Baby vom Hausarzt in Erwägung gezogen wird, sollten Sie eine extreme Diät niemals ohne genaue medizinische Überwachung beginnen.

Im nächsten Kapitel erklären wir, wie Sie die Diät, die bei Ihrem Symptom hilft, finden — soweit natürlich Lebensmittelunverträglichkeit in Ihrem Fall der Grund ist. Das Weglassen verschiedener Nahrungsstoffe mag vielleicht anfangs sehr hart sein, aber die Versuchsperiode ist relativ kurz, und sie werden dann wahrscheinlich finden, daß Sie nur sehr wenige Nahrungsstoffe für längere Zeit streichen müssen.

Die verschiedenen Diäten

Wenn Sie an einem der geschilderten Symptome leiden, werden Sie wahrscheinlich eine bestimmte Diät versuchen wollen. Besprechen Sie Ihre Symptome vorher mit Ihrem Arzt, um sicher zu sein, daß auch er den Versuch für vernünftig hält. Ihr Arzt muß Ihnen bestätigt haben, daß Sie tatsächlich an ein oder zwei dieser Erkrankungen, die durch eine Diät behandelt werden können, leiden. Es kann sein, daß sie eine andere Erkrankung mit ähnlichen Symptomen haben, daher eine andere Behandlung notwendig ist. Sie müssen auch mit Ihrem Arzt besprechen, ob Sie weiterhin jene Tabletten oder Medikamente nehmen sollten, die er Ihnen bis jetzt verschrieben hatte. Im allgemeinen ist es besser, während der Diät so wenig Medikamente wie möglich zu nehmen, da viele Stärke, die Mitschuld an Ihrem Problem hat, enthalten.

Vor allem Vegetarier sollten besonders sorgfältig erwägen, ob sie einer Diät folgen, die die wenigen Nahrungsstoffe, die sie normalerweise zu sich nehmen, weiter einschränkt. Leider sind viele der Lebensmittel, die allgemein Allergiesymptome hervorrufen, die Hauptnahrungsstoffe der Vegetarier, zum Beispiel Brot, Milch, Käse und Eier.

Das Grundprinzip einer Ausschlußdiät ist, jene Lebensmittel aus der Ernährung auszuklammern, die Beschwerden verursachen können, und zu beobachten, ob sich die Symptome bessern. Jeder Nahrungsstoff kann Reaktionen erzeugen, einige jedoch öfter als andere (siehe dazu die Tabelle auf Seite 19). Wenn Sie extrem beginnen wollen, dürfen Sie zu Anfang der Diät überhaupt nichts zu sich nehmen, was natürlich nicht sehr praktisch ist, wenn Sie zu Hause sind. In schweren Fällen der Crohnschen Krankheit wird die Nahrungszufuhr vollkommen gestoppt, und wir ernähren durch Tropfinfusionen, bis sich die Symptome völlig gelegt haben. Aber Patienten mit Migräne und Magen-Darm-Beschwerden sind selten so krank, daß eine stationäre Behandlung gerechtfertigt wäre.

Einige Ärzte rieten ihren Patienten, während der Testperiode nur Wasser zu sich zu nehmen; andere wiederum schlugen eine Diät aus Lammfleisch und Birnen vor. Wir haben diese Methoden versucht, verwenden Sie jedoch kaum mehr, weil sie für den Patienten sowohl vom physischen als auch psychischen Standpunkt unerfreulich und ernährungsmäßig unzureichend sind. Die Besserung vollzieht sich nur langsam, — wegen der zahlreichen Nahrungsstoffe, die später wieder eingeführt werden müssen, und wenn Patienten unangenehme Nahrungsmittelreaktionen zeigen, dauert es mehrere Wochen, um eine geeignete Diät zu finden. Wenn nicht der Arzt ausdrücklich eine extreme Ausschlußdiät empfiehlt, sollte sie vermieden werden. Versuchen Sie niemals, nur Wasser zu sich zu nehmen, außer unter genauer ärztlicher Kontrolle im Krankenhaus.

Wir bieten unseren Patienten eine weiter gesteckte Diät und schließen nur einige dieser Lebensmittel, die erfahrungsgemäß am ehesten Probleme verursachen, aus. Dies ist natürlich bei Menschen, die ungewöhnliche Nahrungsmittelallergien haben, etwas problematischer, aber für die meisten scheint es besser; wir hatten auf diese Art jedenfalls auch einen größeren Erfolg.

Welche Diät ist für welche Krankheit geeignet?

Wenn Sie einmal erkannt haben, was Ihre Unverträglichkeit erzeugt, müssen Sie diesen bestimmten Nahrungsstoff ausschließen. Es gibt keine zuverlässigen Haut- und Bluttests als Abkürzung, um Speisen zu finden, die Sie vermeiden sollten. Jeder Patient mit Lebensmittelunverträglichkeit hat seine eigene Langzeitdiät auszuarbeiten. Hier geben wir — als generelle Richtlinie — die verschiedenen Diäten für einzelne Erkrankungen an:

Magen- und Darmbeschwerden	Ausschlußdiät
Migräne	Ausschlußdiät
Asthma und Rhinitis	Ausschlußdiät
Kuhmilchunverträglichkeit	kuhmilchfreie Diät
Zöliakie	glutenfreie Diät
Ekzeme kuhmilchfreie und eifreie Diät, tartrazin- und salicylatfreie Diät	
Nesselsucht	tartrazin- und salicylatfreie Diät;
	wenn erfolglos, Ausschlußdiät

Wir haben bei jedem Rezept angegeben, für welche Diät es geeignet ist, und auf den Seiten 24—32 ist eine Liste der Ersatznahrungsmittel (angeführt), die allein oder in diesen Rezepten verwendet werden können. Hier nennen wir Ihnen einige Nahrungsmittel, die Sie, wahrscheinlich je nach Erkrankung, weglassen müssen.

Kuhmilchunverträglichkeit

Kuhmilch ist eine der häufigsten Ursachen von Nahrungsmittelunverträglichkeit. Sie wird außer als Getränk in vielen anderen Formen eingenommen. Eine Liste der Nahrungsmittel, die Kuhmilch enthalten, ist auf Seite 33 angeführt.

In vielen unserer Rezepte geben wir „Kuhmilchersatz" an. Das kann Soja-, Schafs- oder Ziegenmilch sein. Kuhmilchpulver, Magermilch, sterilisierte Milch und Haltbarmilch ist kein geeigneter Ersatz. Einige Kondensmilchsorten sind „allergiegetestet", da sie bis zu einer Temperatur erhitzt werden, die hoch genug ist, um das Eiweiß zu zerstören. Da die Nahrungsmittelunverträglichkeit nicht allein ein Allergieproblem ist, können diese Milchsorten noch immer Symptome verursachen und sollten aus diesem Grunde nicht verwendet werden.

Eier

Hühnereier, in welcher Form auch immer, sind nicht gestattet; ebenso dürfen Nahrungsmittel, die Eier enthalten, nicht gegessen werden. Wir empfehlen auch nicht, Enteneier als Ersatz zu nehmen, da sie infektiöse Bakterien enthalten. Es klingt vielleicht schlimmer, als es ist, mit einer eifreien Diät leben zu müssen, aber es gibt in diesem Buch eine Menge eifreier Backrezepte. Es bestünde auch die Möglichkeit, Wachteleier zu verwenden, aber es gibt keinen wissenschaftlichen Beweis dafür, daß sie von irgendwelchem Vorteil für Menschen mit Nahrungsmittelunverträglichkeit sind.

Tartrazine und Salicylate

Etwa ein Fünftel unserer Patienten reagieren auf Lebensmittelzusätze wie Konservierungsmittel und Farbstoffe. Tartrazin ist ein leuchtend orange gelber Farbstoff, der in Fruchtgetränken und anderen Nahrungsmitteln enthalten ist — und sogar in einigen Medikamenten. Einige Lebensmittel enthalten Salicylate, die natürliche chemische Stoffe sind. Salicylate, die ebenfalls Symptome verursachen können, sind in folgenden Nahrungsmitteln enthalten:

Äpfel	Bier
Lakritzen	Rotwein
Bananen	Most
Erbsen	Rhabarber
Blaubeeren	Weintrauben
Pflaumen und Backpflaumen	Erdbeeren

Viele andere Zusätze und Konservierungsmittel können ebenfalls Symptome hervorrufen. In Großbritannien wurde erst vor kurzem ein Gesetz verabschiedet, nach dem die Nahrungsmittelerzeuger gezwungen werden, alle Zutaten auf den Nahrungsmitteln anzuführen; dazu gehören auch alle chemischen Zusätze. Sie finden die entsprechenden in Europa verwendeten Kodeziffern auf Seite 113. Sie helfen Ihnen, genau festzustellen, welcher Zusatz für Ihr Problem verantwortlich ist. Wir haben jene, die bei der Ausschlußdiät erlaubt sind, besonders gekennzeichnet.

Gluten und Weizen

Menschen, die an Zöliakie leiden, haben das Protein Gluten, das in Weizen, Roggen und Gerste enthalten ist, gänzlich aus ihrer Ernährung zu streichen. Zugleich sind auch alle weiteren Nahrungsmittel, die diese Stoffe enthalten, auszuschließen. Es ist wichtig, festzuhalten, daß eine glutenfreie und weizenfreie Diät nicht das gleiche ist. Bei vielen Menschen bezieht sich die Unverträglichkeit auf alle Weizenprodukte und nicht nur auf Gluten. Einige im Handel erhältliche, glutenfreie Mehlsorten werden durch die Entnahme des Proteins im Weizenmehl erzeugt; es wird ihnen ein Protein anderer Herkunft zugefügt. Die Weizenstärke jedoch bleibt erhalten. Deshalb müssen diese Produkte auch von Menschen, die mittels der Ausschlußdiät testen, vermieden werden, da die mit diesem Mehl zubereiteten Speisen noch immer Symptome verursachen.

Die Ausschlußdiät

Wir empfehlen unseren Patienten diese Diät, um eine Lebensmittelunverträglichkeit festzustellen, und wir bitten sie auch, sie selbst zu erarbeiten. Wir haben eine Liste von Nahrungsmitteln zusammengestellt, die, wie wir bei 122 Personen nachgewiesen haben, Beschwerden verursachten (siehe Seite 19). Diese Leute haben ihre Symptome erfolgreich kontrolliert. Alle Speisen, die bei mehr als 20 Prozent der Patienten Symptome erzeugten (die gesamte Liste finden Sie auf Seite 19), wurden ausgeschlossen.

Diese Diät hat den Vorteil, daß sie gesund ist und frische und nahrhafte Speisen enthält. Patienten nehmen dabei oft ab, und wenn Sie eher wählerisch beim Essen sind, nehmen sie vielleicht etwas zu viel ab. Um dieses kleine Problem auszuschließen, geben wir Ihnen die Mengen an, die Sie während Ihrer Testperiode (siehe Seite 36) zu sich nehmen sollten.

Die Regeln der Ausschlußdiät

Sicherlich wird diese Diät eine größere Veränderung als jede andere Allergiediät für Ihre Lebensweise und die Ihrer Familie bringen.

Wenn Sie sich jedoch vergegenwärtigen, daß das strikte Ausschließen einiger Nahrungsmitteln nur zwei Wochen dauert, scheint dies nicht allzu schwierig zu sein. Hier ist der Plan, den Sie bei einer Ausschlußdiät beachten sollten:

1. Drei Tage vor Beginn der Diät notieren Sie alle Symptome, die Sie haben und wann Sie sie verspüren, um später die Diät besser beurteilen zu können.

2. In den ersten zwei Wochen richten Sie sich streng nach den Diätrichtlinien, die auf Seite 29 angeführt sind. Erinnern Sie sich, daß es wichtig ist, weitere zwei Wochen fortzusetzen; alle Spuren der Sie beeinträchtigenden Nahrungsstoffe müssen, bevor Sie mit der Diät beginnen, aus Ihrem Körper verschwunden sein, bis auch die Symptome sich gelegt haben. Deshalb werden Sie auch in der ersten Woche kaum eine Besserung verspüren. Geben Sie trotzdem nicht auf. Wenn Sie einen Tag aussetzen, werden alle vorangegangenen Bemühungen umsonst sein, und Sie müssen wieder von vorne beginnen.

3. Während der ersten 14 Tage ist es ratsam, alle jene Nahrungsstoffe, die auf Seite 29 angeführt sind, beiseite zu lassen. Ferner auch jene, von denen Sie befürchten, daß sie später Beschwerden verursachen werden. Sie können sie später näher testen und genau beurteilen.

4. Sie sollten während der Diät nicht rauchen.

5. Nehmen Sie während der zweiten Woche eine möglichst große Auswahl der „erlaubten" Nahrungsmittel zu sich. Dies hilft Ihnen, jede ungewöhnliche Lebensmittelunverträglichkeit festzustellen. Einige Nahrungsstoffe, die in der Ausschlußdiät erlaubt sind, können trotzdem bei manchen Menschen Beschwerden verursachen. Gewöhnlich finden Sie dies in der zweiten Woche der Diät heraus. Wir erklären Ihnen unter Punkt 7, wie Sie sich dann verhalten sollen.

6. Während der zweiten Woche notieren Sie genau einzeln jeden Nahrungsstoff, den Sie essen, welche Symptome auftreten und wann. Nehmen Sie dazu ein kleines Notizbuch und verwenden Sie pro Tag eine Doppelseite (siehe Tabelle Seite 18).

7. Sie werden sehen, daß Sie sich während der zweiten Woche immer besser fühlen werden. Jeder unerwartete Rückfall in dieser Zeit ist wahrscheinlich durch einen Nahrungsstoff verursacht, den Sie in den letzten 24 Stunden

gegessen haben. Vergleichen Sie die Nahrungsmittel, die Sie an diesem Tag zu sich genommen haben, mit der gegenüberliegenden Tabelle. Jene Nahrungsstoffe, die bei 10 bis 20 Prozent der Patienten Beschwerden verursacht haben, sind auch am ehesten der Grund für die Ihren. Wenn Sie einen davon gegessen haben, sollten Sie diesen Nahrungsstoff auslassen, bis Sie ihn wieder testen können.

8. Wenn sich nach zwei Wochen Ihre Beschwerden nicht gebessert haben, ist Lebensmittelunverträglichkeit wahrscheinlich nicht deren Ursache. Gehen Sie wieder zur normalen Ernährung über und bitten Sie Ihren Arzt, eine andere Behandlung zu versuchen.

Speisen	Symptome
Frühstück 8.00 Uhr Reis-Krispies, Äpfel, Sojamilch *Vormittag 11.15 Uhr* Apfel, Kamillentee *Mittagessen 13.30 Uhr* Hühnerkeulen, Kichererbsensalat *Nachmittag 16.00 Uhr* Wasser *Abendessen 20.00 Uhr* Tomatensaft Indische Laibchen Grüner Salat mit Apfelsalat und Ölsauce Banane	12.00 Uhr — Durchfall 1x 14.30 Uhr — Migräne beginnt

Eine Seite aus dem Diät-Tagebuch

Wiedereinführung der Nahrungsmittel

Zweifellos freuen Sie sich über jede Besserung, die die Diät Ihnen gebracht hat. Es ist nun sehr wahrscheinlich, daß Ihre Beschwerden auch durch eine Diät kontrolliert werden können. Um jedoch herauszufinden, welcher Nahrungsstoff verantwortlich ist, ist noch weiteres sorgfältiges Planen erforderlich. Führen Sie Ihr Tagebuch auch während der Wiedereinführungsphase weiter. Die nachstehende Liste zeigt die Reihenfolge der Nahrungsstoffe bei der Wiedereinführung:

1. Leitungswasser
2. Kartoffeln
3. Kuhmilch
4. Hefe — nehmen Sie 2 Bierhefe-Tabletten oder 2 TL Backhefe.
5. Tee
6. Roggen — testen Sie Roggen-Knäckebrot und Roggenbrot (vergewissern Sie sich, daß es nicht eine Mischung aus Weizen und Roggen ist. Testen Sie nur Roggenbrot, wenn Hefe negativ war).
7. Butter
8. Zwiebel
9. Eier
10. Haferflocken — testen Sie mit Haferbrei.

Nahrungsmittel, die durch Patienten unserer Diät getestet worden sind

Nahrungsmittel	Prozentsatz der darunter leidenden Patienten	Nahrungsmittel	Prozentsatz der darunter leidenden Patienten
Getreide		*Gemüse*	
Gerste	24	Broccoli	14
Hafer	34	Champignons	12
Mais	44	Eierkürbis	8
Reis	15	Erbsen	17
Roggen	30	Grüne Bohnen	10
Weizen	60	Gurken	10
		Kartoffel	20
Milchprodukte		Keime	18
Butter	25	Lauch	15
Eier	26	Möhren/Karotten	15
Joghurt	24	Paprikaschoten	6
Käse	39	Rosenkohl	11
Milch	44	Rote Rüben	8
		Rüben	12
Fisch		Salat	15
geräucherter Fisch	7	Sellerie	11
Schalentiere	10	Sojabohnen	13
Weißfisch	10	Spinat	13
		Stechrüben/Turnips	10
Fleisch		Tomaten	11
Huhn	13	Weißkraut	19
Lamm	11	Zwiebel	22
Rind	16		
Schwein	14	*Verschiedenes*	
Truthahn	8	Alkohol	12
		Hefe	20
Früchte		Honig	2
Äpfel	12	Kaffee	33
Avocados	5	Konservierungsstoffe	20
Bananen	11	Nüsse	22
Birnen	8	Saccharin	9
Erdbeeren	8	Schokolade	22
Hawaiiananas	8	Tee	25
Himbeeren	4	Zuckerrohr	13
Melonen	5	Zuckerrübe	12
Rhabarber	12		
Weintrauben	4		

11. Kaffee — testen Sie sowohl Kaffeebohnen als auch Löskaffee getrennt.
12. Schokolade — testen Sie reine Schokolade.
13. Zitrusfrüchte
14. Mais — testen Sie Maismehl oder Maiskolben.
15. Kuhmilchkäse
16. Weißwein
17. Schalentiere
18. Kuhjoghurt — testen Sie Joghurt ohne Geschmackszusatz.
19. Essig
20. Weizen — testen Sie Vollkornbrot; Weißbrot kann später getestet werden. Wenn Ihnen Hefe Beschwerden verursacht, testen Sie mit Weizenflocken. Bemerkung: Weizen wirkt langsam. Testen Sie ihn deshalb doppelt so lang wie andere Nahrungsstoffe.
21. Nüsse
22. Konservierungsmittel Fruchtgetränke, Konserven, Monosodium-Glutamat (erhalten Sie in Delikatessenläden), Saccharin.

Wie Sie beginnen, diese Nahrungsmittel wieder einzuführen, hängt von Ihren Beschwerden ab. Bei Migräne, Magen- und Darmerkrankungen, Asthma und Rhinitis sollten Sie in Abständen von zwei Tagen wieder eingeführt werden. Bei Ekzemen und Nesselsucht wird ein Zeitraum von etwa einer Woche notwendig sein. Eine Testmethode ist, Wechseldiät anzuwenden. Wir halten sie nicht für sehr befriedigend, da bei manchen Nahrungsstoffen öfters mehr als 24 bis 48 Stunden für eine Reaktion notwendig sind, und bei einer Wechseldiät führt das zu Verwechslungen des dafür verantwortlichen Nahrungsstoffes. Nachfolgend geben wir Ihnen die Richtlinien für die Wiedereinführungsphase an:

• Wenn Sie auf einen Nahrungsstoff reagieren, streichen Sie ihn sofort wieder, sonst bekommen Sie ernsthafte Beschwerden. Testen Sie auch keine weiteren Nahrungsstoffe, bevor Sie sich nicht wieder erholt haben. Auf jeden Fall folgen Sie den Anleitungen genau und versuchen Sie nicht, etwas zu beschleunigen. Je mehr Hast, desto langsamer der Erfolg. Die Wiedereinführungszeit bei unseren Patienten mit vier Besuchen in unserer Klinik beträgt im Durchschnitt zwei Monate.

• Auch die Zeit, bis die Symptome auftreten, ist verschieden. Erwarten Sie nicht, daß sie jeweils sofort nach dem Essen Beschwerden haben. Manchmal treten sie so spät auf, daß sie kaum beachtet werden. Deshalb ist es auch so wichtig, ein Tagebuch zu führen — sie können nachblättern und sehen, wann Sie sich zum letzten Mal wirklich wohlgefühlt haben, und das wird Ihnen helfen, die Ursache zu finden.

• Nehmen Sie große Portionen von jenen Nahrungsstoffen, die Sie testen — zumindest zwei Portionen pro Tag. Wenn nach dem letzten Testtag keine Beschwerden auftreten, können Sie annehmen, daß dieser Nahrungsstoff in normalen Mengen und für Kochzwecke für Sie sicher ist.

• Einige Nahrungsmittel (zum Beispiel Brot und Wein) bestehen aus mehreren Zutaten. Testen Sie die Zutaten, die enthalten sind, bevor Sie das Lebensmittel versuchen: Zum Beispiel testen Sie Hefe vor Brot und Wein, denn wenn Sie eine Reaktion haben, werden Sie nicht wissen, durch welche Zutaten sie verursacht worden ist.

• Es ist ratsam, Weizen später in der Wiedereinführungsphase zu testen, da er die meistverbreitetste Ursache von Problemen ist. Sie sollten vor dem Versuch auch schon einige Erfahrung gesammelt haben.

• Trinken Sie viel Wasser, um alle chemischen Stoffe, die Reaktionen erzeugen, aus Ihrem System zu spülen. Manche Patienten finden, daß der Zusatz von etwas Natron die Wirkung dieser Behandlung verstärkt. Und vergessen Sie nicht, daß Sie auch keine Medikamente zur Erleichterung Ihrer Beschwerden nehmen dürfen, da Sie sonst alles durcheinanderbringen. Aspirin und Paracetamol, zum Beispiel, enthalten Weizen- und Maisstärke.

• Vielleicht glauben Sie auch nur, daß einige Nahrungsstoffe Beschwerden verursachen, wissen es jedoch nicht sicher. Verschwenden Sie nicht die Zeit damit, eine Zutat immer wieder zu testen. Lassen Sie sie zwei oder drei Wochen aus und kommen Sie etwas später, wenn die Diät weniger beschränkt ist, wieder darauf zurück.

• Am Ende der Wiedereinführungsphase müssen Sie alle Nahrungsstoffe, von denen Sie nun annehmen, daß Sie Ihnen schaden, wieder testen. Einige verdächtige Reaktionen können durch Zufall entstanden sein, einige Unverträglichkeiten verschwinden bald wieder. Es gibt keinen Grund, einen Nahrungsstoff auszulassen, außer es ist unbedingt notwendig.

• Wenn Sie Ihre Testperiode absolviert und alle Nahrungsstoffe gefunden haben, die Ihnen Probleme bereiten, fragen Sie Ihren Arzt nach einem Diätfachmann, um sich zu vergewissern, daß die Diät, die Sie vorhaben, auch vernünftig ist.

• Leider wird diese Wiedereinführung nicht endgültig sein. Die Unverträglichkeiten können sich ändern: Operationen, eine längere Behandlung mit Antibiotika, Virusinfektionen und Gastroenteritis sind manchmal der Grund für diese Veränderungen. Es kann für Sie leicht sein, ein Nahrungsmittel, das Ihnen wieder Beschwerden verursacht, zu identifizieren. Wenn Sie weniger Glück haben, müssen Sie vielleicht später einmal die ganze Testreihe wiederholen.

Werden Sie später einmal jene Nahrungsstoffe, die Beschwerden verursacht haben, wieder essen können?

Eine wirklich verläßliche Methode, wie Patienten von ihrer Lebensmittelunverträglichkeit für immer befreit werden können, wurde bis jetzt nicht gefunden. Es wurden wohl verschiedene Methoden, wie Tropfen unter die Zunge, Enzymdesensibilisierung, etwa Verabreichung von Tropfen unter die Haut, sowie verschiedene andere Medikationen versucht. Aber alle Methoden sind noch im Versuchsstadium, wir fanden alle unbefriedigend.

Während die Intoleranz weiterbesteht, müssen Sie darauf verzichten, die Beschwerden verursachenden Nahrungsstoffe zu sich zu nehmen — solange es — Ihren Symptomen entsprechend — ratsam erscheint.

Viele Patienten aber haben die Erfahrung gemacht, daß, wenn ein bestimmter Nahrungsstoff, der mehrere Monate von der Ernährung gestrichen ist, auch keine Beschwerden mehr verursacht. Überprüfen Sie deshalb Ihre Unverträglichkeit periodisch — etwa alle sechs Monate —, vielleicht werden Sie freudig überrascht. Zöliakie-Patienten allerdings müssen ihre Diät dauernd halten, um ernsthafte Dünndarmerkrankungen zu verhindern.

Was Sie tun sollten, wenn Sie mehrere Intoleranzen haben

Wenn Sie so bedauernswert sind und mehrere Nahrungsstoffe finden, die Ihnen Probleme verursachen, sollten Sie ernsthaft überlegen, ob eine Diät wirklich der Mühe wert ist, Ihre Symptome unter Kontrolle zu bringen. Auf alle Fälle aber sollten Sie einen Diätfachmann aufsuchen, um den Nährwert Ihrer Nahrung feststellen zu lassen, und mit Ihrem Arzt sollten Sie besprechen, ob es nicht andere Möglichkeiten gibt, Ihre Symptome zu heilen. Wenn Ihr Arzt der Meinung ist, daß Ihnen durch eine Diät besser als mit Medikamenten zu helfen ist, ist es vielleicht wirksam, die Diät zu wechseln. Wir haben herausgefunden, daß Patienten, die nur wenige Nahrungsstoffe ohne Beschwerden essen können, so viel davon zu sich nehmen, daß sie später auch mit diesen Lebensmitteln Probleme bekommen.

Ihre Diät wechseln bedeutet, daß Sie die Nahrungsstoffe jeder Gruppe nur alle vier oder fünf Tage essen, so daß Sie von jedem Nahrungsstoff nicht zuviel erhalten (die einzelnen Nahrungsmittelgruppen sind auf Seite 32 zusammengefaßt).

Hier schlagen wir eine Wechseldiät vor, die Sie jedoch Ihren bestimmten Intoleranzen anpassen müssen.

1. Tag	2. Tag
Reis	Kartoffeln
Huhn	Lamm
Möhren/Karotten	Tomaten
Melone	Hawaiiananas

3. Tag	4. Tag
Hirse	Buchweizen
Fisch	Rindfleisch
Broccoli	Grüne Bohnen
Bananen	Äpfel

Richtige Ernährung bei einer Ausschlußdiät

Energie Eines der Hauptprobleme bei der ersten Phase der Ausschlußdiät ist die Vorsorge für ausreichende Energie beziehungsweise Kalorien. Da Kartoffeln und Brot nicht erlaubt sind, finden es viele Patienten schwierig, genügend stärkehaltige Kohlenhydrate einzunehmen, um Ihr Gewicht zu halten. Gewichtsverlust und Hungergefühl ist ziemlich häufig, wenn diese Diät durchgeführt wird, und Sie sollten versuchen, dies zu vermeiden. Reis, Hirse und Buchweizen mit Wurzelgemüse (Pastinaken, Steckrüben und weiße Rüben) sind ein guter Ersatz. Neben Kalorien enthalten sie auch Eiweiß, Mineralstoffe und Vitamine. Wir empfehlen Naturreis, da dieser nahrhafter ist und mehr Ballaststoffe als polierter weißer Reis enthält.

Wir geben Ihnen auch Rezepte für Kekse, Kuchen und Puddinge an, die Ihnen bei der Sättigung helfen. Sie sollten jedoch mit Maßen gegessen werden, außer Sie finden es schwierig, Ihr Gewicht zu halten. Wenn Sie vor Beginn der Diät übergewichtig sind, essen Sie keine zuckerreichen Speisen. Jetzt haben Sie Gelegenheit, Ihre überflüssigen Pfunde loszuwerden.

Ballaststoffe Mit dem Ausschluß von Getreidearten wie Weizen, Roggen und Hafer wird der Ballaststoffanteil in der Ernährung reduziert. Natürlich sind Ballaststoffe sehr wichtig, nicht nur zur Vermeidung von Verstopfungen, sondern auch wegen vieler anderer Magen- und Darmbeschwerden. Sie sollten sichergehen, daß Ihr Ballaststoffanteil durch Berücksichtigung von genügend Naturreis, Hirse, Buchweizen, Obst und Gemüse ausreichend ist. Hülsenfrüchte — wie rote Kidney-Bohnen, Soja- und Stangenbohnen — sind besonders reich an Ballaststoffen. Achten Sie darauf, mindestens 30 g Ballaststoffe täglich zu sich zu nehmen. Um den Ballaststoffanteil zu erhöhen, können Sie Soja- und Reiskleie im Reformhaus kaufen. Wenn trotz dieser Zusätze Verstopfungen auftreten, kaufen Sie ein Abführmittel in Ihrer Apotheke.

Diese Abführmittel werden aus den Hülsen der Pflanzensamen erzeugt — eine ungefährliche Art von Ballaststoffen, die seit Jahren in den östlichen Ländern gegen Darmbeschwerden verwendet werden und kaum Beschwerden bei Nahrungsmittelunverträglichkeit hervorrufen.

Vitamine und Mineralstoffe Solange Sie Ihre Ausschlußdiät vielfältig gestalten, werden Sie keine Mangelerscheinungen haben. Wenn Sie jedoch an Kuhmilchunverträglichkeit leiden und keinen Kuhmilchersatz verwenden, wird vielleicht ein Kalziummangel auftreten, und deshalb benötigen Sie einen Ersatz. Kalzium ist in anderen Nahrungsstoffen enthalten, aber als Alternative können Sie auch Tabletten nehmen. Kalziumlaktat und -glukonat sind in der Apotheke erhältlich.

Wenn Sie durch Ihre Beschwerden an Blutarmut leiden oder eisenhältige Nahrungsstoffe nicht vertragen, werden Sie einen Eisenzusatz benötigen. Der beste Ersatz ist eine Eisensulphatmischung, die auch bei Kindern verwendet wird und die nur wenige Zutaten hat. Ihr Arzt kann Sie Ihnen verschreiben.

Bei zusätzlichen Vitaminen, besonders bei fettlöslichen (A, D, E, K), sollten Sie vorsichtig sein, da sie gefährlich sein können. Eine geringe Vitamin-B-Ergänzung kann jedoch bei einer Ausschlußdiät nützlich sein, besonders wenn Sie sich müde fühlen. Viele Vitamintabletten werden bereits ohne Weizenstärke erzeugt — lassen Sie das durch Ihren Arzt oder Apotheker prüfen. Eine geeignete tägliche Vitamin-B-Ergänzung würde zum Beispiel sein:

Thymian Hydrochlorid	150 mg
Riboflavin	15 mg
Nicotinamid	600 mg
Pyridoxin	100 mg
Ascorbinsäure (Vitamin C)	300 mg

könnte täglich hinzugefügt werden.

Die beste Vitamin-D-Quelle aber ist Sonne auf der nackten Haut. Gehen Sie deshalb soviel wie möglich in die frische Luft, vor allem an sonnigen Tagen. Ein vernünftiger Urlaub in der Sonne ist von ungeheurem Vorteil.

Genießen Sie Ihr Essen

Wenn Sie erkennen, daß Sie an einer Lebensmittelallergie leiden, können Sie nicht erwarten, daß Ihre Ernährung genauso wie früher sein wird, ebenso wie das Essen im eigenen Land nicht das gleiche wie im Ausland ist. Sie müssen sich darauf einstellen, ein wenig zu experimentieren und neue Geschmacksrichtungen und Zubereitungsarten zu finden. Die Essensgewohnheiten der meisten Menschen richten sich nach ihrer Familie und ihren Freunden. In diesem Buch stellen wir Ihnen grundsätzlich nur solche Speisen vor, von denen anzunehmen ist, daß Sie sie ebenso mögen wie Ihre Freunde: Nur, die Speisen sind der Diät angepaßt. Es gibt Ersatz für die wichtigsten Zutaten — wie zum Beispiel für Weizenprodukte oder Kuhmilch —, und wir zeigen Ihnen, wie Sie diese in Ihrer Diät verwenden können.

Getreide und Mehl   Das Gluten im Mehl macht dieses elastisch und luftdurchlässig. Deshalb ist auch stark glutenhaltiges Weizenmehl ideal fürs Backen. Mehl, das bei Weizenunverträglichkeit verwendet werden kann, geht weniger auf, und sie brauchen beim Backen mit glutenfreiem Mehl mehr Geduld und etwas Erfahrung (Ratschläge hiezu finden Sie auf Seite 88). Die meisten Mehlsorten, die angegeben werden, sind im Reformhaus erhältlich. Mit der nötigen Ausrüstung können Sie aber auch selbst gemahlen werden.

Pfeilwurz   Sie stammt von einer stärkehaltigen Wurzel und hat eine Konsistenz wie Maismehl. Sie besteht fast aus reiner Stärke, enthält außer Kohlenhydraten wenig und wird als Verdickungsmittel für Bratensaft und Saucen verwendet. Ein anderes exotisches Verdickungsmittel ist Kuzu, das aus Japan stammt.

Buchweizen   ist ein verwirrender Name, denn er ist ein Knöterichgewächs und bei Weizenunverträglichkeit geeignet. Sie erhalten ihn im Reformhaus. Das Buchweizenmehl hat einen starken und ausgeprägten Geschmack und eine eiähnliche Bindefähigkeit, weshalb es gut zum Backen verwendet werden kann. Es enthält Eiweiß und ist reich an Vitamin B. Einige Buchweizenprodukte (zum Beispiel Spaghetti) sind im Handel erhältlich. Lesen Sie trotzdem die Verpackungsangaben sehr sorgfältig, da viele Weizenmehl enthalten.

Johannisbrotkernmehl (Carob)   wird vom Johannisbrotbaum gewonnen und hat einen starken, schokoladeähnlichen Geschmack. Hoch an Pektingehalt, enthält es auch beträchtliche Mengen an Eiweiß, Kohlenhydraten, Kalzium und Phosphor. Es ist in Kuchen und Getränken ein hervorragender Ersatz für Schokolade.

Kastanienmehl   Dieses stammt von der Edelkastanie, hat einen ausgeprägten Geschmack und ist ziemlich schwer. Es kann aber zum Backen von Kuchen und Keksen (zum Beispiel Mürbteige, Streusel und ähnliches) verwendet werden.

Grammehl   wird aus gemahlenen Hülsenfrüchten erzeugt. Es ist bei indianischen Broten und Teigen sehr gebräuchlich und wie Sojamehl reich an Eiweiß, Vitaminen und Mineralstoffen. Es hat einen ausgeprägten Geschmack und wird bitter, wenn es zu lange aufbewahrt wird. Allerdings ist es schwer erhältlich.

Maismehl   Es ist ein gutes Verdickungsmittel und wird für Kuchen, Kekse und Brot verwendet, auch in der italienischen Küche (zum Beispiel für Polenta).

Hirse   Sie ist wie Reis eine Grasart. Sie ist mit Weizen so weit verwandt, daß sie bei Weizenunverträglichkeit verwendet werden kann. Hirse hat guten Nährwert, enthält Vitamin B, Mineralstoffe und Eiweiß. Sie ist als Getreide, in Flockenform und als Mehl erhältlich und kann in einer Vielzahl von süßen und gewürzten Speisen verwendet werden, da sie füllt und angenehm im Geschmack ist.

Kartoffelmehl Es ist ein hervorragendes Verdickungsmittel und sehr gut zum Backen geeignet. Es enthält reine Stärke und hat wenig Eigengeschmack. (Anmerkung: Kartoffelflocken enthalten chemische Zutaten und sind kein Ersatz für reines Kartoffelmehl).

Reis Naturreis wird poliertem Reis vorgezogen, da er viele Vitamine (vor allem Vitamin B) sowie Mineral- und Ballaststoffe enthält. **Reismehl, Reisflocken und gemahlener Reis** können beim Backen für Kekse und Puddings verwendet werden. Reismehl wird am besten mit anderen Mehlsorten gemischt, da es einen starken Eigengeschmack hat.

Sagomehl Es ist ähnlich in der Struktur wie Reismehl, wird aber aus dem Stamm der Palme erzeugt. Es eignet sich für Pudding, als Verdickungsmittel in Eintöpfen und hat fast keinen Geschmack.

Sojamehl Es wird aus gemahlenen Sojabohnen erzeugt und ist eine hervorragende Eiweiß-, Fett- und Vitaminquelle. Ohne starken Eigengeschmack wird es am besten in Verbindung mit anderen Gerichten verwendet, wo es den Eiweißwert erhöht.

Tapioca Es wird aus der Wurzel einer tropischen Pflanze (Cassava) erzeugt. Ebenso wie Sago, besteht es aus reiner Stärke. Es wird für Puddings, aber auch als Verdickungsmittel für Suppen und Eintöpfe verwendet.

Das Kochen von Körnern

Naturreis Den Reis waschen und abseihen. Die doppelte Menge Wasser verwenden, zum Kochen bringen und den Reis eingießen. 1/2 bis 1 TL Salz, je nach Reismenge, beigeben. Die Flamme reduzieren, zudecken und etwa 40 Minuten leicht kochen, bis der Reis weich ist und alles Wasser aufgenommen hat. Beim Kochen nicht umrühren, da sonst die Körner gebrochen werden. Wenn der Reis weich ist, mit einer Gabel lockern.

Buchweizen Die Körner können geröstet oder ungeröstet gekauft werden, wobei gerösteter Buchweizen deftiger schmeckt. Welche Art Sie verwenden wollen, richtet sich nach Ihrem Geschmack. Doppelt soviel Wasser wie Buchweizen verwenden. In ungesalzenes, kaltes Wasser eingießen und langsam zum Kochen bringen, bis alle Flüssigkeit aufgenommen und der Buchweizen weich ist (etwa 15 Minuten). Ungerösteter Buchweizen muß etwas länger gekocht werden als gerösteter. Während des Kochens nicht umrühren.

Hirse Wie Buchweizen kochen. Für einige würzige Speisen kann Hirse auch in der Pfanne geröstet werden, um den Geschmack zu verstärken.

Milchprodukte

Käse Der Handel bietet eine große Auswahl von ausgezeichneten Käsesorten aus Ziegen- und Schafsmilch an. Sie sind auf Seite 31 angeführt. Es gibt auch Käse aus Sojamehl.

Kochfette Butter als Milchprodukt ist in unserer Diät nicht erlaubt. In den meisten Rezepten verwenden wir Margarine, die allerdings milchfrei sein muß. Es sollte auch nur Margarine, die ausschließlich aus pflanzlichen Produkten besteht, verwendet werden.

Schmalz wird aus tierischen Fetten gewonnen. Es ist unwahrscheinlich, daß es bei Menschen mit Milchunverträglichkeit Probleme macht. Wenn Sie jedoch lieber mit ungesättigten Fetten kochen, sollten Sie Distel- oder Sonnenblumenöl verwenden. Herkömmliche Pflanzenöle sind Mischungen und enthalten gewöhnlich auch Maiskeimöl.

Schafsmilch ist kein sehr gewöhnliches Produkt, aber in einigen Reformhäusern erhältlich. Sie ist sicher wert, versucht zu werden, obwohl wir persönlich keine Erfahrung damit haben. Es ist jedoch bekannt, daß Schafsmilchjoghurt sehr schmackhaft ist.

Ziegenmilch ist in Reformhäusern erhältlich. Sie sollten sich jedoch über die Herkunft informieren. Ziegenmilch wird nicht pasteurisiert und kann deshalb Salmonellen enthalten.

Pasteurisierung zu Hause ist unpraktisch, aber die Milch sollte zumindest abgekocht werden. Ziegenmilch kann man im Kühlschrank aufbewahren oder tiefkühlen. Meistens wird sie kalt bevorzugt.

Der Wert von Ziegenmilch ist begrenzt. Menschen mit Asthma, Heufieber oder durch Kuhmilch verursachten Ekzemen, die auf Ziegenmilch übergegangen sind, fanden, daß sie später auch diese nicht vertragen haben. Ebenso wurde die Erfahrung gemacht, daß bei Darmerkrankungen Ziegenmilch nur ein vorrübergehender Ersatz war.

Sojamilch Sie wird aus Sojabohnen hergestellt und ist im Reformhaus erhältlich. Ungeöffnet hält Sie sich ohne Kühlung, aber im Kühlschrank sollte sie nach dem Öffnen nicht länger als drei Tage aufbewahrt werden. Einige Sorten enthalten Rohrzucker, Meersalz und Sonnenblumenöl zur Geschmacksverbesserung.

Sojamilch

ergibt ungefähr 1 1/4 Liter

150 g Sojamehl
Vanilleschote, Honig oder konzentrierter Apfelsaft (nach Belieben)
1 1/4 Liter Wasser

Das Mehl mit dem Wasser in einem Topf vermischen, langsam zum Kochen bringen, dabei ständig rühren. (Achtung: Die Mischung läuft wie Kuhmilch beim Kochen leicht über). Die Hitze heruntersetzen und 20 Minuten unter ständigem Rühren leicht kochen.

Die Milch kann mit Honig gesüßt, mit Apfelsaft oder Vanilleschote geschmacklich verbessert werden. Wenn Sie Apfelsaft hinzugeben, mischen Sie ihn erst zu, wenn die Milch kalt ist; sonst gerinnt sie.

Wird als Kuhmilchersatz verwendet. Im Kühlschrank aufbewahrt, da sie fermentiert, wenn sie der Wärme ausgesetzt wird.

Geschmackszusätze

Miso Dies ist eine fermentierte Mischung aus Getreidekörnern, Sojabohnen, Wasser und Salz. Miso eignet sich für viele Lebensmittelunverträglichkeiten, seien Sie aber vorsichtig, verwechseln Sie es nicht mit anderen Sorten, die Weizen und Gerste enthalten. Miso ist reich an Eiweiß, Mineralstoffen und Vitaminen, einschließlich Vitamin B 12. Es hat eine dicke, pastenartige Konsistenz und wird mit Wasser verdünnt (aber nicht gekocht, da es gerinnt). Es findet auch als Basis für Suppen, Eintopfgerichte, Saucen und Bratensaft Verwendung.

Tahini Es besteht aus geriebenen, mit Öl vermischten Sesamsamen und eignet sich für Saucen sowie für Dip Hummus. Wenn Sie keine Zitronen verwenden können, sind Knoblauch oder Petersilie ein ausgezeichneter Zusatz. Tahini kann auch für Salatsaucen oder als Brotaufstrich verwendet werden.

Getränke

Heiße, mit Carob angereicherte Sojamilch wirkt entspannend als Schlummertrunk (verwenden Sie Carobpulver wie Kakaopulver). Morgens ist Hawaiiananassaft erfrischend. Kräutertee, Mattee und Zichorie sind äußerst praktisch. Einige Teesorten sind in Teepäckchen, die sie auch leicht zur Arbeit mitnehmen können, erhältlich. Zichorie kann wie gemahlener Kaffee aufgegossen werden. Versuchen Sie, Apfelsaft oder Trauben- und Apfelsaft gemischt, mit Eis und einem Pfefferminzstamm, oder Tomatensaft mit einer Prise Paprika. Diese Getränke sind würzig und geschmackvoll, so daß sie auch als Aperitiv getrunken werden können. Bald werden Sie sich zum Kenner verschiedener Mineralwassersorten entwickeln!

Einige Mineralwasser sind ohne Kohlensäurezusatz, einige mit natürlicher Kohlensäure, andere künstlich damit versetzt.

Einkaufsliste: Lebensmittel, die erlaubt, und solche, die verboten sind

Auf den folgenden Seiten geben wir einige weniger bekannte frische Früchte und Gemüsesorten an, die normalerweise bei Lebensmittelunverträglichkeit in die tägliche Ernährung aufgenommen werden können. Und wir bringen Kochvorschläge, die Ihre beschränkte Diät etwas erweitern. Wir führen aber auch jene Lebensmittel an, vor allem aufbereitete Lebensmittel, die Sie vermeiden sollten, zumindest in der ersten Phase der Ausschlußdiät. Mit diesen Informationen wird es Ihnen nicht schwer fallen, speziell für Ihre Diät einzukaufen (Verpackungsangaben siehe im Anhang, Seite 113).

Kaufen Sie immer frische oder tiefgekühlte Lebensmittel. Konservenprodukte oder Trockenprodukte sind wegen ihrer Zusätze besonders sorgfältig zu prüfen und sollten am besten überhaupt gemieden werden. Die Tabelle auf der gegenüberliegenden Seite ist eine allgemeine Richtlinie für erlaubte und nicht erlaubte Nahrungsmittel während der ersten beiden Wochen der Ausschlußdiät. Für genauere Angaben siehe Seite 33—36. Wir empfehlen hier weniger gebräuchliche Nahrungsmittel, damit Sie Ihre Diät vielseitiger gestalten können.

Gemüse

Knollensellerie Sie hat einen milden Selleriegeschmack und kann kleingeschnitten in Suppen oder Eintöpfen verwendet werden. Sie eignet sich auch gut püriert für Wildgerichte. Ausgezeichnet schmeckt sie roh geraspelt in Salaten. Sie kann auch geschält, gestiftelt und blanchiert mit Mayonnaise, Knoblauch und Senf serviert werden.

Fenchel Er hat feste Struktur und milden Anisgeschmack. Roh servieren, kleingeschnitten in Salaten oder kochen, bis er weich ist, und mit weißer Sauce anrichten. Schmeckt ausgezeichnet zu Fisch. Die fedrigen Blätter können als Gewürz in Salate gemischt werden.

Zuckererbsen Sie haben einen leicht süßlichen und frischen Geschmack. Die Enden entfernen und 1—2 Minuten kochen. In Pflanzenmargarine geschwenkt servieren. Sie können aber auch roh, fein geschnitten, in Salaten gegessen werden.

Okra Er ist weich und hat eine sirupartige Konsistenz. Das Stilende abschneiden und fünf Minuten kochen. Schmeckt hervorragend in Curryreisgerichten oder Tomatensauce.

Wegerich Er schmeckt wie Banane, aber weniger süß. Wird gekocht gegessen. Schälen, kochen und zerdrücken oder im ganzen mit der Schale im Rohr backen.

Kürbis Er hat einen fruchtigen, saftigen und delikaten Geschmack. Die Schale entfernen und entkernen. Das Fruchtfleisch in kleine Stücke schneiden und 10 Minuten kochen oder im Dunst weich werden lassen. Mit Käsesauce servieren. Kann auch in Curryreisgerichten, Suppen oder süßen Puddings verwendet werden.

Schwarzwurzeln Sie haben einen artischockenähnlichen Geschmack. Schälen und in Salzwasser mit einigen Tropfen Zitrone, wenn erlaubt, weich kochen. In Stücke schneiden und mit zerlassener Pflanzenmargarine, Zitronensaft und Kräutern oder einer Käsesauce servieren. Kann auch klein geschnitten und in Margarine goldbraun angeröstet werden. Mit etwas Zitronensaft beträufeln.

Süßkartoffel Diese können anstelle von Kartoffeln verwendet werden. Kochen, im Rohr braten oder im Dunst weich werden lassen. Beim Kochen, wenn erlaubt, etwas Zitronensaft hinzufügen, um ein Verfärben zu verhindern. Schmecken püriert mit Zimt, Muskatnuß und Orangen, falls erlaubt, hervorragend.

Wasserkastanien Sie haben einen delikaten, saftigen Geschmack, mit einer knackigen, nußartigen Konsistenz. Waschen und sorgfältig schälen. Können roh, geröstet oder getoastet Salaten beigemischt werden.

Nahrungsmittel für die Ausschlußdiät

	nicht erlaubt	erlaubt
Fleisch	geräuchertes Fleisch, Speck, Würste	alle anderen Sorten
Fisch	geräucherter Fisch	Weißfisch
Gemüse	Kartoffeln, Zwiebeln, Mais	alle anderen Gemüsesorten, Salate, Hülsenfrüchte, Steckrüben und Pastinaken
Früchte	Zitrusfrüchte, zum Beispiel Orangen, Grapefruit	alle anderen Obstsorten, zum Beispiel Äpfel, Bananen, Birnen
Kornprodukte	Weizen, Hafer, Gerste, Roggen, Mais	Reis, gemahlener Reis, Reisflocken, Sago, Reis-Krispies, Tapioca, Hirse, Buchweizen
Speiseöle	Maiskeimöl, Pflanzenöl	Sonnenblumenöl, Sojaöl, Distelöl, Olivenöl
Milchprodukte	Kuhmilch, Butter, die meisten Margarinesorten, Kuhmilchjoghurt und -käse, Eier	Ziegenmilch, Sojamilch, Schafsmilch, Margarine ohne Milch- und Maiskeimölzusatz, Ziegen- und Schafsmilchjoghurt und -käse, Sojakäse
Getränke	Tee, Kaffee — Bohnenkaffee, Löskaffee und koffeinfreier Kaffee, Fruchtgetränke, Orangensaft, Grapefruitsaft, Alkohol, Leitungswasser	Kräutertees, zum Beispiel Kamille; Früchtetee, zum Beispiel Apfel; Hawaiiananassaft, Tomatensaft, Mineralwasser, destilliertes oder entionisiertes Wasser
Verschiedenes	Schokolade, Hefe, Konservierungsstoffe	Carob, Meersalz, Kräuter, Gewürze, in geringen Mengen Zucker und Honig

Anmerkung: Einige Früchte, besonders überreife, enthalten geringe Mengen Hefe, die aber meist keine Beschwerden verursachen.

Vorschläge für Gemüsekombinationen

1. Gemüsesorte	Kochart	2. Gemüsesorte	Kochart	Kombination
Sprossenkohl	in Salzwasser gekocht	Kastanien	geschält und 2 Minuten in Margarine gebraten	Sprossenkohl zu den gerösteten Kastanien geben und einige Minuten gemeinsam kochen
Möhren/Karotten	gebraten	gehackte Zichorie gehackte Bohnensprossen	in den letzten 5 Minuten mitgebraten	während der letzten Kochminute den Apfelsaft einrühren und würzen
Sellerie	in 4 Zentimeter große Stücke geschnitten, leicht gekocht	Walnüsse, zerkleinert	in Margarine angeröstet	die Sellerie zu den angerösteten Nüssen geben, umrühren und einige Minuten durchwärmen
Zucchini	in Scheiben geschnitten und 5 bis 6 Minuten mit Pfefferminze und Erbsen leicht gekocht	Erbsen	mit Pfefferminze und Zucchini leicht gekocht	in zerlassener Margarine mit gehacktem Schnittlauch geschwenkt
grüne Bohnen	mit gemischten Kräutern leicht gekocht	frische Salatblätter	in den letzten 5 Minuten den Bohnen beigegeben	sofort heiß servieren
Lauch, gewaschen und in 2 Zentimeter lange Stücke geschnitten	in Salzwasser gekocht	enthäutete und klein geschnittene Tomaten	mit einer Knoblauchscheibe in Öl gebraten	die Tomaten über den klein geschnittenen Lauch geben, mit gehackter Petersilie bestreuen
Rotkraut	geraspelt und 5 bis 10 Minuten mit etwas Kümmel	rote Paprikaschoten	mit dem Rotkraut eine Minute in Öl angebraten	sofort heiß servieren
Stangenbohnen	in Salzwasser gekocht	fein gehackte Sellerie, geschälte und klein geschnittene Tomaten	mit etwas Knoblauch in Öl angebraten	Joghurt in die gekochte Sellerie-Tomaten-Mischung einrühren, konzentriertes Tomatenmark hinzufügen, über die Bohnen gießen und mit gehackter Petersilie garnieren
Spinat	in wenig Salzwasser kochen	Sellerie	klein geschnitten und in Öl angeröstet	den Spinat würzen und mit der Sellerie vermischen, einige Minuten gemeinsam durchwärmen
Spinat	in sehr wenig Salzwasser kochen	Ziegenjoghurt	zerdrückten Knoblauch, Salz und Pfeffer einrühren	gut miteinander vermischen und heiß servieren

Früchte

Guava Haben eine feste, milchige Struktur und einen leichten Erdbeer-
geschmack. Schälen und entweder allein essen oder in Fruchtsalate mischen.
Für Sorbets und Marmeladen geeignet.

Kiwi (Chinesische Stachelbeere) Sie hat einen delikaten, ausgeprägten
Geschmack. Schälen und in dünne Scheiben schneiden, für Frucht- oder auch
Gemüsesalate geeignet.

Lychees Sie sind in der Struktur ähnlich wie Weintrauben. Schälen und
essen.

Mango Sie hat einen süßen und leicht ingwerartigen Geschmack. Schälen
und entkernen. Für Fruchtsalate, Eiscremes, Sorbets und Chutney verwenden.

Passionsfrucht Sie hat ein süßes, kerniges Fruchtfleisch. Den Stilansatz entfernen und das Fleisch auslöffeln. Allein essen oder Fruchtsalaten beimi-
schen.

Französische Käsesorten aus Schafs- oder Ziegenmilch

Käse	Milchart
Arnéguy	Schafsmilch
Asco	Ziegenmilch
Bougon*	Ziegenmilch
Bouton-de Culotte	Ziegenmilch
Chabichou*	Ziegenmilch
Chevrotin*	Ziegenmilch
Chevrotin persillé des Aravis*	Ziegenmilch
Crottin de Chavignol*	Ziegenmilch
Iraty	Schafsmilch
Laruns	Schafsmilch
Levroux	Ziegenmilch
Macon	Ziegenmilch
Pélardon	Ziegenmilch
Picodon	Ziegenmilch
Pouligny-Saint-Pierre	Ziegenmilch
Pyramide*	Ziegenmilch
Roquefort*	Schafsmilch
Ruffec	Ziegenmilch
Saint-Foy	Ziegenmilch
Saint-Maixent	Ziegenmilch
Saint-Maure	Ziegenmilch
Sancerre	Ziegenmilch
Selle-sur-Cher	Ziegenmilch
Tome d'Arles*	Schafsmilch
Valencay	Ziegenmilch

Pflanzengruppen

Es ist nützlich, zu wissen, welcher bestimmten Gruppe die Nahrungsmittel angehören, da ihre Unverträglichkeit bedeutet, daß auch andere Arten dieser Gruppe Beschwerden verursachen.

Chenopodiaceae:	Rote Bete, Spinat, Zuckerrübe
Compositae:	Artischocke, Bocksbart, Disteln, Endivien, Estragon, Kamille, Salat, Sonnenblumen, Zichorie
Convolvulaceae:	Süßkartoffel
Cruciferae:	Broccoli, chinesischer Kohl, Kohlrabi, Pastinaken, Radieschen, Raps, Rosenkohl, Senf, Steckrüben, Wasserkresse, Weißkraut, Sprossenkohl
Cucurbitaceae:	Gurken, Kürbis, Melone, Zucchini
Cycadaceae:	Sago
Ebenaceae:	Kakifrucht
Ericaceae:	Blaubeeren, Preiselbeeren
Euphorbiaceae:	Cassava, Tapioca
Fungi:	Champignon, Pilze
Gramineae:	Gerste, Hafer, Hirse, Mais, Reis, Roggen, Weizen, Zuckerrohr
Labiatae:	Basilikum, Majoran, Melisse, Origano, Pfefferminze, Rosmarin, Salbei
Leguminosae:	getrocknete Bohnen, grüne Bohnen, Erbsen, Erdnüsse, Lakritzenwurzel, Linsen
Liliaceae:	Knoblauch, Lauch, Schnittlauch, Spargel, Zwiebel
Malvaceae:	Okra
Marantaceae:	Pfeilwurz
Moraceae:	Maulbeeren
Musaceae:	Banane, Wegerich
Myrtaceae:	Guava
Onagraceae:	Wasserkastanie
Palmae:	Datteln, Kokusnuß
Passifloraceae:	Passionsfrucht
Polygonaceae:	Buchweizen, Rhabarber
Rosaceae:	Apfel, Aprikose, Birne, Brombeere, Erdbeere, Himbeere, Kirsche, Nektarine, Pfirsiche, Pflaume
Rubiaceae:	Kaffee
Rutaceae:	Grapefruit, Limone, Mandarine, Tangerine, Orange, Zitrone
Saxifragaceae:	schwarze und rote Johannisbeere, Stachelbeere
Solnaceae:	Aubergine, Cayennepfefferschote, Kartoffel, Paprikaschote, Pfefferschote, Tabak, Tomate
Theaceae:	Tee
Umbelliferae:	Angelika, Dille, Fenchel, Koriander, Kümmel, Möhren/Karotten, Pastinaken, Petersilie
Vitaceae:	Wein, Weintrauben

Tierische Nahrungsstoffe

Krustentiere: Krabben, Langusten, Shrimps, sämtliche Schalentiere
Milchprodukte: Butter, Joghurt, Käse, Milch
Mollusken: Austern, Muscheln, Schnecken, Tintenfische

Nahrungsstoffe, die Kuhmilch oder Kuhmilchprodukte enthalten

Milch wird in unzähligen Ernährungsprodukten verwendet. Prüfen Sie immer die Verpackungsangaben. Wenn Sie die nachfolgenden Zutaten enthalten, sollten Sie diese Produkte nicht verwenden: Milch, Butter, Margarine, Sahne, Käse, Joghurt, Quark, Magermilchpulver, Kasein, Molke, Laktose, Laktalbumin.

Die nachfolgend angeführten Nahrungsstoffe können Milch und/oder Milchprodukte enthalten. Prüfen Sie deshalb immer die Verpackungsangaben.

Brot, Brotmischungen
Fertiggerichte: Fleisch, Reis und Gerichte mit Teigwaren
Frühstücksgerichte
Gemüsekonserven mit Saucen
Kekse
Kuchen, Kuchenmischungen
Malzmilchgetränke, zum Beispiel Ovomaltine und ähnliches
Pudding und Puddingmischung, Speiseeis, Cremes
Saucen, gebundene Suppen
Saucenmischungen
Süssigkeiten zum Beispiel Milchschokolade, Karamel
Sahnebonbons
Würste

Nahrungsmittel, die Eier enthalten

Backwaren — Kuchen, Kekse, Teige, Torten
Eierteigwaren
Malzmilchgetränke
Mayonnaise
Pudding und Puddingmischungen
Suppen

Nahrungsstoffe, die Weizen enthalten

Weizen kann in den nachfolgend angegebenen Produkten enthalten sein. Prüfen Sie alle Verpackungsangaben. Wenn Weizen, Weizenstärke, Stärke, Cerealienfüllstoffe, -bindemittel oder -eiweiß in den Angaben enthalten sind, ist das Produkt nicht geeignet. Die mit einem * bezeichneten Produkte können, aber müssen nicht, Weizen enthalten.

Backwaren:	hausgemacht und gekauft
Brot:	einschließlich Weißbrot, Vollkornbrot, Vollweizenbrot, Mehrkornbrot, Roggenbrot*
Fisch:	in Konserven*, Fischpastete*, Fisch mit Panier, Teig oder Sauce
Fleisch:	in Konserven*, Fertiggerichte, Fleischstrudeln, Würste, Fleischpastete*, Fleischaufstriche*
Früchte:	Tortenfüllungen*
Frühstücksgerichte:	wie zum Beispiel Weetabix, Muesli*, Kindergries
Gemüse:	Konserven mit Sauce, zum Beispiel Bohnen*, Gemüsesalate*, Kartoffelpulver*
Getränke:	Kakao*, Trinkschokolade*, Milchmischgetränke*, Ovomaltine*
Kuchen:	hausgemacht und gekauft, Kuchenmischungen
Milchprodukte und Fette:	Käseaufstriche*, Stangenkäse*
Mehl und Nährmittel:	gewöhnliches Weizenmehl, Kleie, Weizenkleie, Smolina, Teigwaren
Puddings:	Puddingpulver, Dessertmischungen*, Speiseeis*, Mousse*
Suppen:	in Konserven und in Päckchen
Torten:	hausgemacht und gekauft, Tortenmischungen, tiefgekühlte Torten
Verschiedenes:	Füllungen, Aufstriche*, Mayonnaise*, Currypulver*, Senf*, Chutney*, Erdnußbutter*, Süssigkeiten und Schokolade*, Backpulver*, Saftwürfel*, Sojasauce*, Gewürze

Nahrungsstoffe, die Hefe enthalten

Die folgenden Produkte können im allgemeinen auch Hefe in der einen oder anderen Form enthalten (und enthalten sie im allgemeinen auch).

Brot: jede Art von Brot
Brotpudding, Fülle mit Paniermehl/Brösel, Panier, zum Beispiel Fischstäbchen, Fischlaibchen, Kartoffelkroketten
Essig und eingelegtes Gemüse, zum Beispiel eingelegte Zwiebel, eingelegte rote Bete, Saucen, die Essig enthalten, zum Beispiel Tomatenketchup, Salatsaucen, Mayonnaise
Fermentierte Getränke, zum Beispiel Wein, Bier, Most
Fleischprodukte, die Brot enthalten, zum Beispiel Würste, Hackbraten, Fleischlaibchen
Fruchtsäfte (selbstgepreßte Zitrusfrüchte sind hefefrei)
Gebäck mit Hefe zum Beispiel Teekuchen, Brötchen, Krapfen
Hefeextrakt, die meisten Suppen- und Saftwürfel, Suppenkonserven und Suppenpulver
Käse, Joghurt, Buttermilch, Sauermilch
Kekse
Malzmilchgetränke, zum Beispiel Ovomaltine
Pizza

Puddings, die aus Brot gemacht sind, zum Beispiel Apfelcharlotte, Sommerpudding
Überreifes Obst
Vitamintabletten: die meisten Vitamin-B-Tabletten enthalten Hefe
Weintrauben, Sultaninen, Rosinen, Pflaumen, Datteln, Backpflaumen, und Produkte, die diese enthalten, zum Beispiel Früchtekuchen, Muesli, Rosinenbrote

Nahrungsmittel, die Mais enthalten

Die hier angeführten Produkte können Mais enthalten, und sie enthalten ihn meist auch in der einen oder anderen Form, wie Maisstärke, Öl, Sirup oder Maismehl. Stärke, Maiskeimöl, Glukose, Sirup, Pflanzenöl und Dextrose werden auch aus Mais erzeugt. Prüfen Sie immer die Erzeugerverpackung. Produkte, die mit einem * gekennzeichnet sind, können, aber müssen nicht, Mais enthalten.

Backmischungen für Kuchen und Torten*
Backpulver*
Cornflakes
Erdnußbutter*
Fertigsaucen — viele enthalten Stärke oder Sirup
Konserven wie zum Beispiel Suppen, Puddings, Bohnen*
Kuchen und Kekse*
Maismehl
Margarinen und Pflanzenöle, die Maisöl enthalten
Marmeladen, Gelees*
Polenta
Popcorn
Puddingpulver, Cremen
Salatsaucen
Saucenzusatz
Sofortpudding*
Speiseeis*
Süssigkeiten — können mit Maissirup gesüßt sein, zum Beispiel Sorbets, Marshmallows
Tortillas
Löslicher Tee, zum Beispiel Zitronenteemischungen enthalten Dextrose

Menüvorschläge

Hier geben wir Ihnen die groben Richtlinien für die Nahrungsmenge an, die Sie während der ersten Phase der Ausschlußdiät zu sich nehmen sollten. Sie sind für Männer und Frauen mit Idealgewicht ausgerichtet. Wenn Sie übergewichtig sind, streichen Sie Fette und Zucker. Braten Sie nicht in der Pfanne, verwenden Sie auch nur ganz wenig pflanzliche Margarine auf dem Gebäck und keine beim Gemüse. Essen Sie keine zuckerhältigen Speisen wie Kuchen und Puddings. Es ist jedoch wichtig, die nötige Ballaststoffmenge aufzunehmen. Essen Sie deshalb viele Nahrungsmittel, die reich an Ballaststoffen sind, zum Beispiel Naturreis, Buchweizen, Obst und Gemüse.

Wenn Sie untergewichtig sind, nehmen Sie kleine Imbisse als Zwischenmahlzeiten zu sich. Sie finden Rezepte für süßen und gewürzten Zwieback und Kuchen, die Ihnen nützlich sein werden. Erhöhen Sie die Menge für Kuhmilchersatz auf 600 ml pro Tag. Milchmischgetränke wie Carobmilch sind sehr geschmackvoll. Wenn Sie bei gutem Appetit sind, können Sie auch größere Portionen verzehren. Sie können auch mehr Fleisch, Fisch, Gemüse und Reis nehmen. Pudding gibt Ihnen zusätzliche Kalorien.

Menüplan für Erwachsene mit Idealgewicht

Die angeführten Speisen und Mengen können von jedem, der dieses Buch benützt, gegessen werden. Empfehlungen für Männer werden in Klammern angegeben.

Täglich: 275—425 ml Kuhmilchersatz (425 ml)

Frühstück
Fruchtsaft
30 g Reis-Krispies mit Kuhmilchersatz
2 Buchweizen- und Reiskekse mit Margarine (4)
2 Portionen Obst, zum Beispiel Äpfel, Bananen

Mittagessen
Fruchtsaft
100 g Fleisch oder 150 g Fisch
große Portion Gemüse oder Salat
90 g Naturreis, Buchweizen oder Hirse (120 g)
2 Portionen Obst (2 Kekse mit Margarine zusätzlich)

Abendessen
Fruchtsaft
100 g Fleisch oder 150 g Fisch
große Portion Gemüse oder Salat
90 g Naturreis, Buchweizen oder Hirse (120 g)
Pudding, zum Beispiel mit Sago

Vor dem Schlafengehen
Fruchtsaft
2 Portionen Obst

Menüvorschlag: Ausschlußdiät

Frühstück
Apfelsaft
Muesli und Kuhmilchersatz
Buchweizen und Reiskekse mit Margarine

Mittagessen
Gewürzter Apfelsaft
Gefüllte Tomaten
Grüner Salat
Fruchtsalat mit Schafsjoghurt

Abendessen
Fruchtcocktail
Selleriesuppe
Lamm mit Rosmarin und Knoblauch
Hirse
Möhren/Karotten
Aprikosengelee

Vor dem Schlafengehen
Carobmilchgetränk

Menüvorschlag: Weizenfreie Diät

Frühstück
Fruchtsaft
Hirseflocken und Milch
Buchweizenbrot und Butter mit Marmelade

Mittagessen
Pizza
Gemischter Salat
Kompott aus getrockneten Früchten

Abendessen
Würzige Melonen-Trauben-Vorspeise
Balkankotelett
Grüne Bohnen
Gebackene Kartoffeln
Früchteflan

Menüvorschlag: Kuhmilchfreie Diät

Frühstück
Fruchtsaft
Hirseflockengranola mit Kuhmilchersatz
Toast, Margarine, Marmelade

Mittagessen
Buchweizenpfannkuchen
Gemischter Salat
Gebackene Banane mit Nußcreme

Abendessen
Kastaniensuppe mit Vollkornbrötchen
Truthahn mit Äpfel und Kirschen
Möhren/Karotten
Kartoffeln
Sommerfruchtdessert

Menüvorschlag: Eifreie Diät

Frühstück
Fruchtsalat
Muesli und Milch
Gegrillter Speck und Tomaten
Vollkornbrot, Butter und Hefeextrakt

Mittagessen
Waldorfsalat mit Huhn
Gewürzter Reis
Gefüllte Bratäpfel

Abendessen
Fleischpastete mit weißem Toast
Knuspriger Fisch
Cremespinat
Kartoffel
Pfirsichreis

DIE REZEPTE

Für alle Rezepte dieses Buches sollten Zutaten verwendet werden, die keine künstlichen Farbstoffe, Geschmackszusätze oder Konservierungsmittel enthalten. Sie sind frei von Gluten (Weizen, Roggen und Gerste), Mais, Hafer und Kuhmilch. Wenn Sie einfach den einen oder anderen dieser Nährstoffe aus Ihrer Diät ausschließen wollen, können Sie jedes beliebige Rezept verwenden. Wenn Sie die erste Phase der Ausschlußdiät durchführen oder Eier ausschließen, sollten Sie nur die betreffenden Rezepte, die entsprechend gekennzeichnet sind, verwenden. Wenn Sie noch andere Nahrungsmittel ausschließen, sollten Sie die Zutatenliste genau studieren, um zu sehen, ob dieses Rezept für Ihre Diät geeignet ist.

Wenn als Zutat Kuhmilchersatz angegeben ist, verwenden Sie einen, der Ihnen zusagt, wie zum Beispiel Ziegen-, Schafs- oder Sojamilch.

In einigen Rezepten ist Margarine angegeben. Es darf hiezu nur Margarine verwendet werden, die ausschließlich aus pflanzlichen Produkten besteht, und sie muß, wenn in der bestimmten Diät gefordert, milchfrei sein.

Symbole

Folgende Symbole werden für die einzelnen Diäten verwendet:

| ★ | Ausschluß |

| W | weizenfrei |

| M | milchfrei |

| E | eifrei |

Maße

Wir verwenden hier metrische Angaben. Wenn ein Löffelmaß angegeben ist, so ist damit, außer wenn anders vermerkt, ein gestrichener Löffel gemeint.
1 TL (Teelöffel) = 5 ml
1 EL (Eßlöffel) = 15 ml
Um richtig zu gehen, prüfen Sie die Größe Ihrer Löffel, die Sie verwenden.

FRÜHSTÜCK

Müsli

6 Portionen

170 g Buchweizen oder Hirse
225 g Naturreis
120 g getrocknete Früchte

(zum Beispiel Aprikosen, Pfirsiche,
Rosinen)
2 EL Honig, nach Belieben

Buchweizen, Hirse oder Reis nach Vorschrift kochen (siehe Seite 25) und aus-
kühlen lassen. Die gehackten getrockneten Früchte vermischen, wobei
Honig zum Süßen des Müsli verwendet werden kann.
Mit Kuhmilchersatz servieren.

Hirseflockengranola

Ergibt 565 g Granola

225 g Hirseflocken
120 g Nüsse (Mandelsplitter, gehackte
Haselnüsse)

8 EL Honig
1 EL Öl
120 g Rosinen

Das Rohr auf 180 Grad Celsius/Gas Stufe 4 vorwärmen.
Hirseflocken, Nüsse, Honig und Öl miteinander vermischen. Die
Mischung dünn auf zwei Backbleche aufstreichen.
30 Minuten im Rohr backen und gelegentlich wenden, so daß die Hirse
gleichmäßig braun wird.
Die Bröckel auskühlen lassen und mit Rosinen vermischen. Kann in einem
verschlossenen Glas bis zu einem Monat aufbewahrt werden.
Als Frühstücksgericht mit Milch servieren oder als Dessert über Joghurt
oder Früchte streuen.

Buchweizengericht

4 Portionen

4 Buchweizenpfannkuchen
(siehe Seite 45)
Tomaten, in Scheiben geschnitten

Zucker, Salz
Pfeffer
gemischte Kräuter

Milchshake (oben, siehe Seite 46), Hirseflockengranola (Mitte), Buchwei-
zenfrühstück (unten). Folgende Doppelseite: Würzige Melonen-Trauben-
Vorspeise (oben links, siehe Seite 48), Früchtecocktail (oben rechts, siehe
Seite 42), Schweizer Roulade (unten links, siehe Seite 49), Cocktailhäpp-
chen (unten rechts, siehe Seite 48).

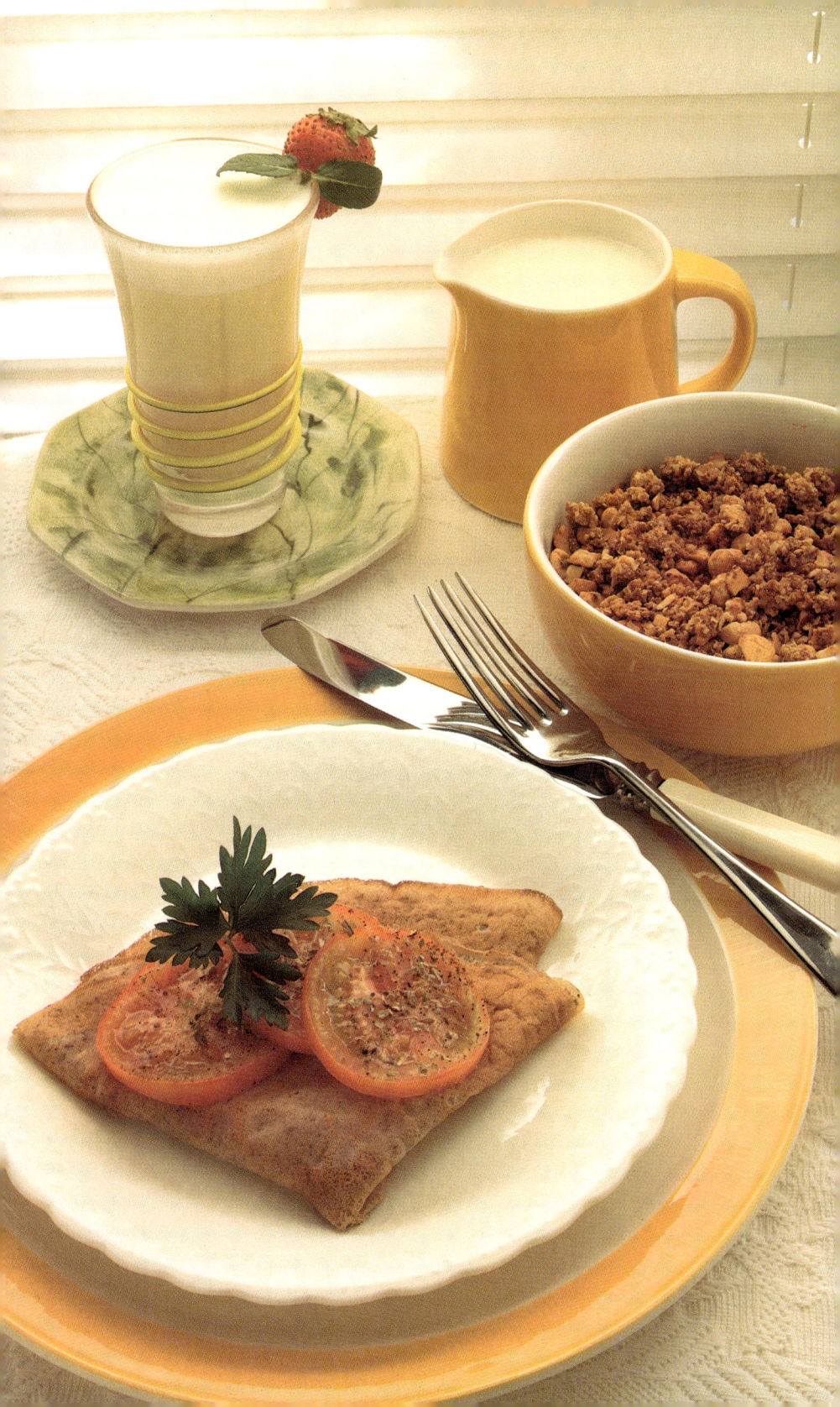

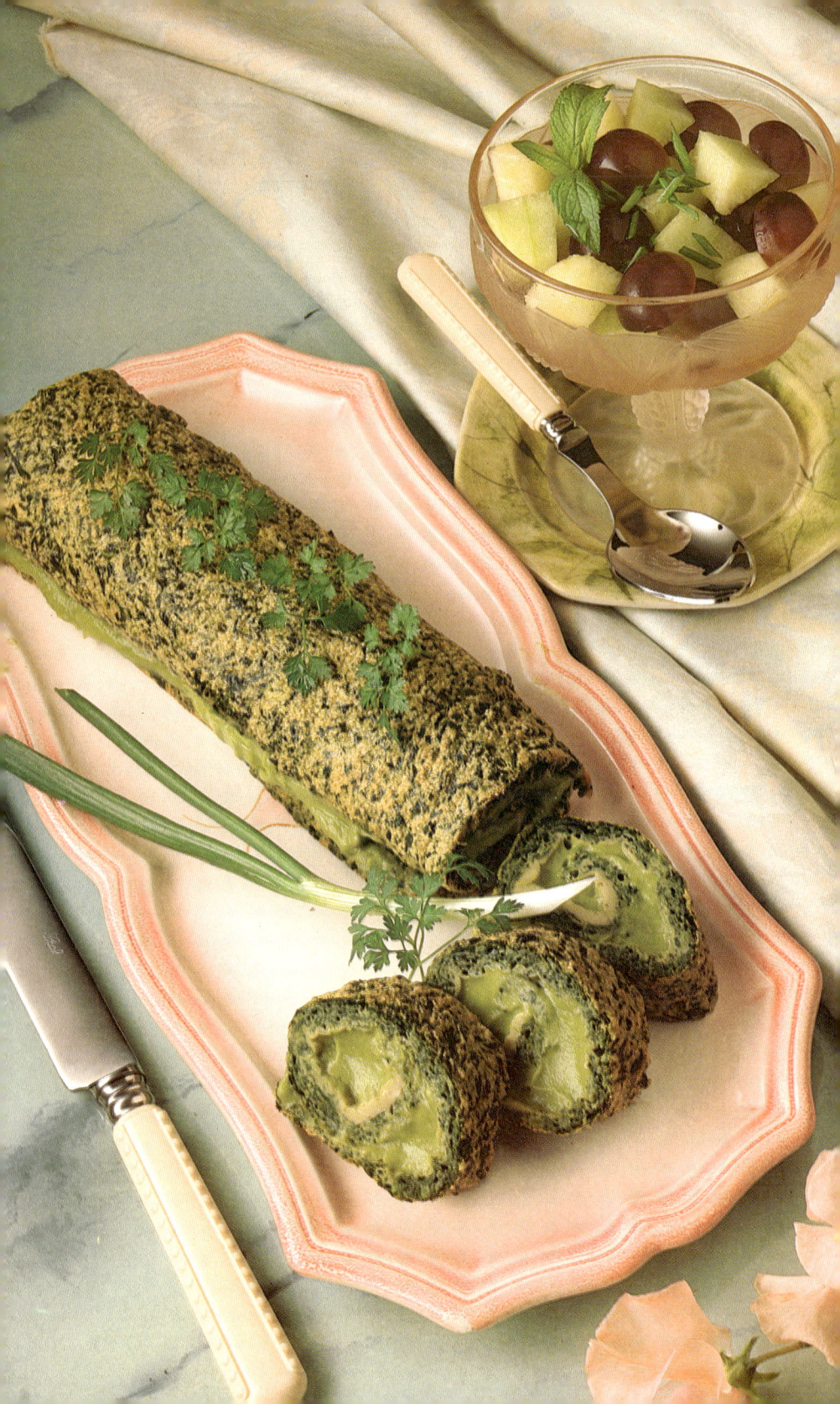

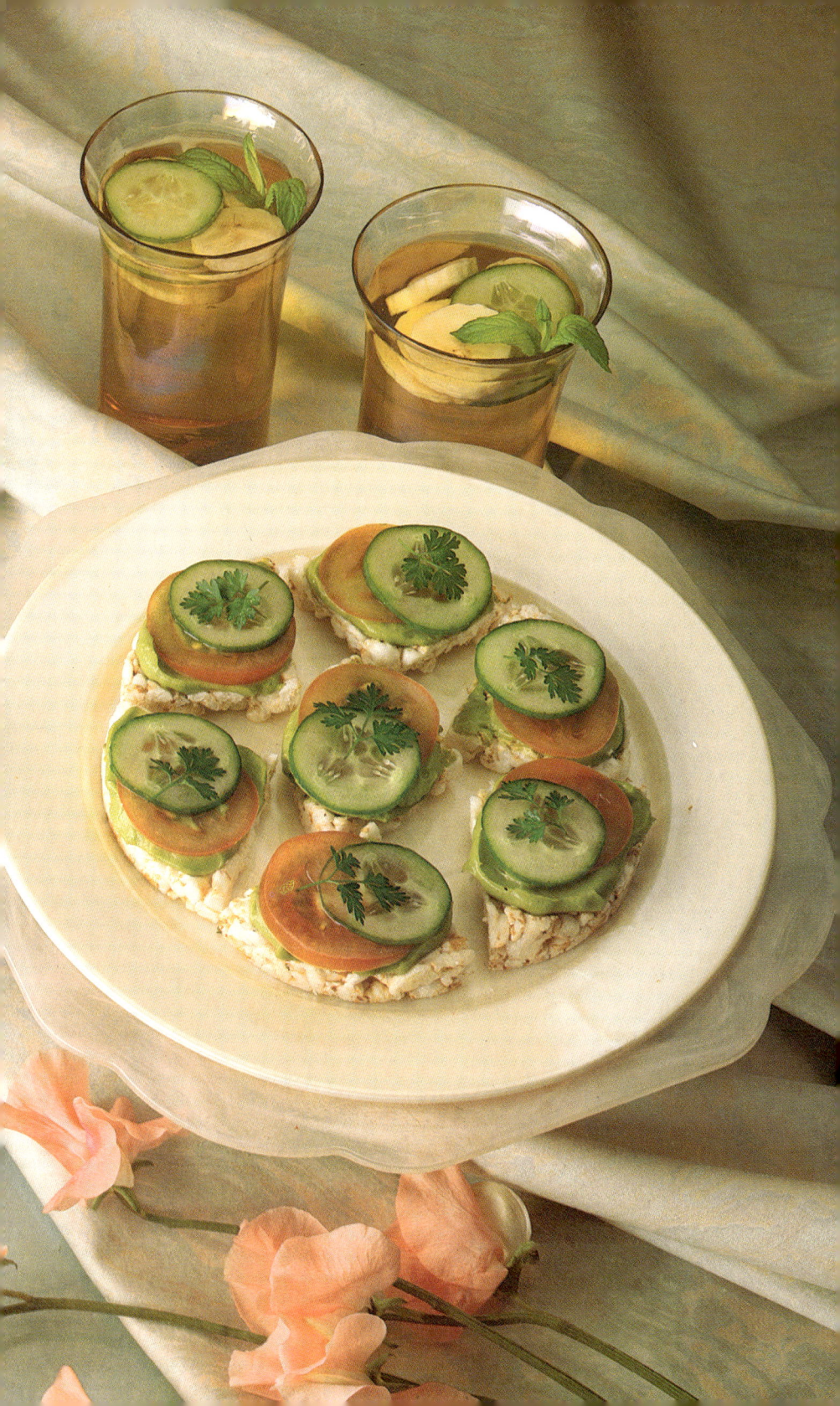

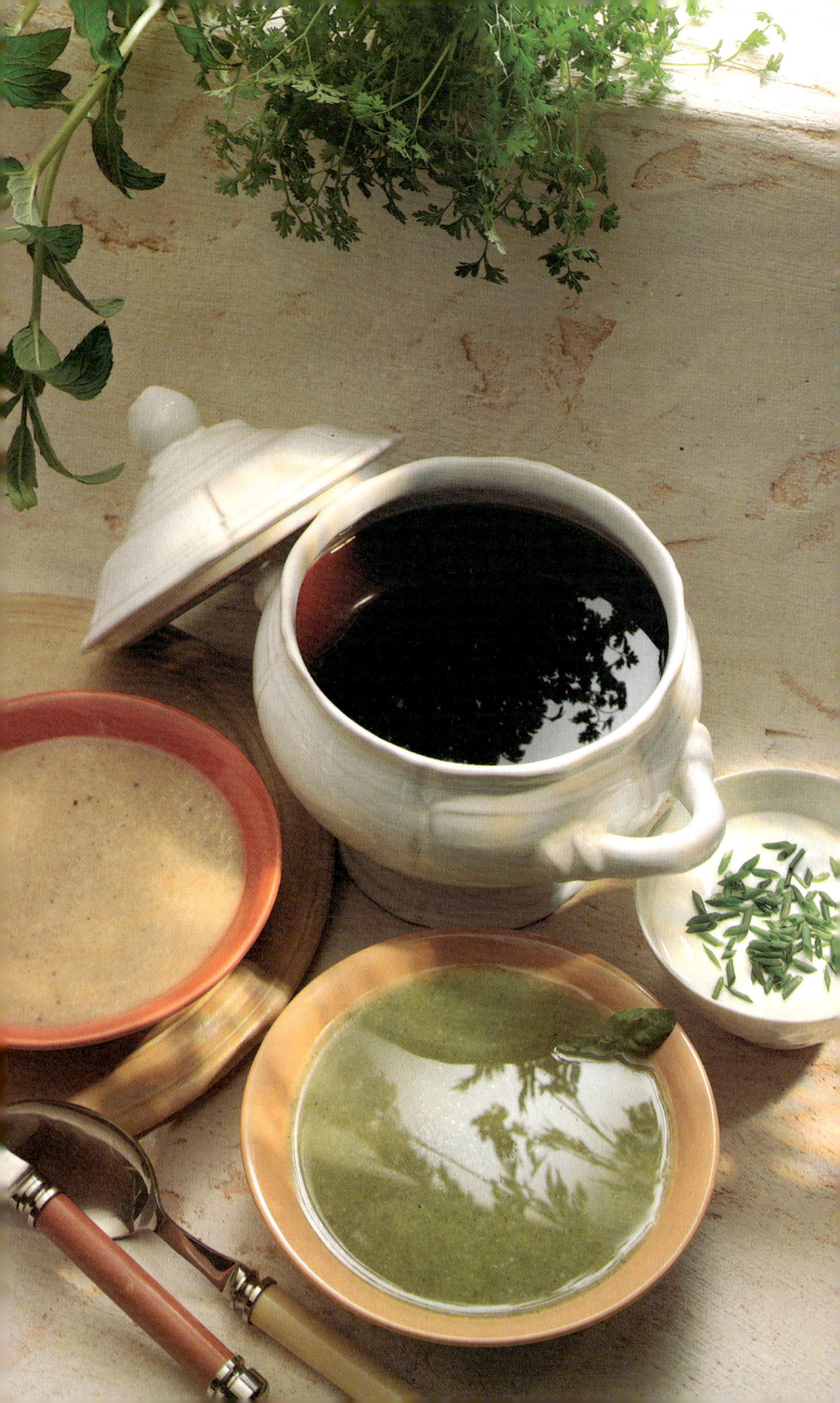

Die Pfannkuchen nach Anleitung fertigstellen. Die Tomatenscheiben leicht mit Zucker, Salz, Pfeffer und gemischten Kräutern bestreuen und 1—2 Minuten grillen. Auf die Pfannkuchen plazieren und servieren.

Warmes Obstfrühstück   ★ W M E

1 Portion

30 g leicht zerkleinerte Hirseflocken, geröstet
120 ml Milchersatz
gekochte Früchte (Stachelbeeren

eignen sich hervorragend, frisch oder in Dosen)
Sirup (nach Belieben)

Hirseflocken und Milch in einen Topf geben, leicht zum Kochen bringen und bei gelegentlichem Umrühren auf kleiner Flamme fünf Minuten kochen.

In eine kleine Schüssel gießen, 1—2 EL gekochte Früchte einrühren und etwas Milch dazuservieren. Nach Belieben einen großzügigen Kleks Sirup daraufgeben.

Buchweizenpfannkuchen   ★ W M E

4 Portionen
(1)

60 g Buchweizenmehl
60 g Reismehl
1 EL Margarine, zerlassen, oder 1 EL Öl
1/8 TL Meersalz

1 TL im Handel erhältliches, weizenfreies Backpulver (siehe Seite 89)
300 ml Milchersatz

Mehl und Salz miteinander durchsieben. Mit der zerlassenen Margarine oder Öl und dem Milchersatz gut vermischen. 30 Minuten ruhen lassen.

Kurz vor der Verwendung das Backpulver einrühren.

Für die Pfannkuchen etwa 2/3 EL Öl in eine Bratpfanne gießen und, bis es zu rauchen beginnt, erhitzen. Rasch genügend Teig eingießen, so daß der Boden dünn bedeckt ist. Die Pfanne dabei leicht wenden, damit sich der Teig gleichmäßig verteilt. Den Teig fest werden lassen, bis er auf der Unterseite leicht angebräunt ist. Dann den Pfannkuchen mit einer breiten Messerklinge anheben und umdrehen — dabei den Teig nicht verletzen — und auf der anderen Seite bräunen.

Mit würziger oder süßer Fülle servieren.

(2)   W M

60 g Buchweizenmehl
60 g Reismehl
1/8 TL Salz

1 Ei
300 ml Milchersatz

Mehl und Salz miteinander sieben. Ei und Milch vermischen und gut durchschlagen. 30 Minuten ruhen lassen und dann wie oben verwenden.

Borschtsch mit Joghurt (oben, siehe Seite 49), Kastaniensuppe (Mitte, siehe Seite 50), Tomaten-Zucchinisuppe (unten, siehe Seite 52)

GETRÄNKE

Milchshake

4 Portionen

★ W M E

(Siehe Foto Seite 41)

400 ml Milchersatz *1 Banane*
400 ml Fruchtsaft

In einem Mixer alles miteinander vermischen oder die Banane zerdrücken und mit der Milch und dem Fruchtsaft gut verrühren. Vor dem Servieren kalt stellen.

Anmerkung: Hawaiiananassaft ist besonders erfrischend. Weiche Früchte — wie Erdbeeren oder gekochte schwarze Johannisbeeren — können anstelle des Fruchtsafts und der Banane verwendet werden.

Carob-Milchgetränk

2 Portionen

★ W M E

1 TL Honig *300 ml Milchersatz*
1 EL Carobpulver

Alles miteinander verschlagen oder in einem Mixer durchrühren. Gekühlt oder heiß servieren.

Pfefferminz-Joghurt

2 Portionen

★ W M E

300 ml Ziegen- oder Schafsjoghurt *1 EL frische Pfefferminz, gehackt*

Joghurt und Pfefferminze miteinander verschlagen oder im Mixer durchrühren. Je nach Dicke des Joghurts bis zu 120 ml Wasser beigeben. Kalt stellen. Schmeckt hervorragend zu indianischen Gerichten.

Ananas-Joghurt-Getränk

2 Portionen

★ W M E

200 ml Ziegen- oder *180 ml Hawaiiananassaft*
Schafsjoghurt *2 TL Zucker (nach Belieben)*

Miteinander verschlagen oder in einem Mixer durchrühren. Vor dem Servieren kalt stellen.

Fruchtcocktail

4 Portionen

600 ml Apfelsaft
4 EL gemischte gehackte Früchte,

zum Beispiel Banane oder Gurke

Alles miteinander vermischen und vor dem Servieren kalt stellen.

Würziger Apfelsaft

4 Portionen

400 ml Apfelsaft
6 Nelken
1/8 TL Zimt

1/8 TL Ingwer
1/8 TL Muskatnuß
2 TL Honig (nach Belieben)

Alle Zutaten zusammen mit 200 ml Wasser in einen Topf geben und erhitzen, aber nicht zum Kochen bringen. Lassen Sie die Gewürze einige Minuten gut durchziehen. Vor dem Servieren abseihen.
Ein herrlich wärmender Wintertrunk.

Kokosmilch

Ergibt 600 ml

85 g Kokosflocken
1 EL Honig

300 ml Wasser

Die Kokosflocken mit dem Wasser zum Sieden bringen. Vom Feuer nehmen, auskühlen und verflüssigen lassen. Durch ein feines Sieb seihen und soviel Flüssigkeit wie möglich auspressen. Die Kokosmischung nochmals mit 300 ml Wasser vermischen, erneut zum Sieden bringen, verflüssigen und auskühlen lassen. Dann alles mit dem Honig vermischen. Kaltstellen und im Kühlschrank aufbewahren. Vor dem Servieren gut umrühren. Kann als Getränk oder in Puddings und auf Frühstücksgerichten verwendet werden.

VORSPEISEN UND SUPPEN

Cocktailhäppchen ★ W M E

1 Avocado
Salz und Pfeffer
frisch gekochte rote Bete, in Würfel
geschnitten

gehackter Schnittlauch oder Petersilie
gefüllte Oliven
Reisplätzchen (-kuchen)
(im Reformhaus erhältlich)

Die Avocado halbieren, entkernen und das Fleisch aus der Schale löffeln, mit der Gabel zerdrücken und nach Geschmack würzen. Die Reisplätzchen mit einem scharfen Messer halbieren oder vierteln und mit dem Avocadoaufstrich bestreichen. Mit der vorgeschlagenen Garnierung servieren.
Anmerkung: Sie können auch Feta- beziehungsweise Weißkäse auf Reisplätzchen, entsprechend dekoriert, servieren (siehe Foto Seite 42).

Würzige Melonen-Traubenvorspeise ★ W M E

2—3 Portionen (Siehe Foto Seite 42)

eine halbe 450 g große Honig-
melone, gekühlt
60 g dunkle Weintrauben,
gekühlt

1 1/2 TL Apfelsaft
3 TL Sonnenblumenöl
Salz und Pfeffer
gehackter Schnittlauch

Die Melone entkernen und das Fleisch entweder mit dem Löffel aushöhlen oder in Würfel schneiden. Die Trauben halbieren und, wenn nötig, ebenfalls entkernen. Den Apfelsaft mit Öl, den Gewürzen und dem Schnittlauch vermischen. Über die Früchte gießen. durchrühren und sofort servieren (sonst verfärben die dunklen Trauben die helle Melone).

Provenzalische Avocado ★ W M E

2 Portionen

20 g grüner Pfeffer,
gehackt
20 g Gurken, kleingeschnitten
1 TL Tomatenmark
3 TL Apfelsaft
1/2 kleine Zehe Knoblauch,

fein gehackt oder zerdrückt
1 Avocado
Salz und Pfeffer
Cayennepfeffer
1 EL gehackte Petersilie als
Garnierung

Den grünen Pfeffer und die geschnittene Gurke in eine kleine Schüssel geben. Aus Tomatenmark, Apfelsaft und Knoblauch eine Sauce mischen und würzen. Über die Gurkenmischung gießen und gut vermengen. Mit Plastikfolie zudecken und, damit alles gut durchzogen wird, im Kühlschrank 30 Minuten kalt stellen, aber nicht länger, damit das Gemüse knusprig bleibt. Die Avocado halbieren, entkernen und mit der Mischung füllen. Frische Petersilie darüberstreuen und servieren.

Schweizer Roulade   W   M

6 Portionen als Vorspeise (Siehe Foto Seite 42)

225 g tiefgekühlter Blattspinat, aufgetaut und gehackt
30 g Margarine
Salz und Pfeffer

1/2 TL geriebene Muskatnuß
4 mittelgroße Eier
2 reife Avocados
1–2 TL Apfelsaft

Das Rohr auf 180 Grad Celsius/Gas Stufe 4 vorwärmen. Ein 30 cm großes Backblech mit Back-Papier, das leicht mit Margarine befettet ist, auslegen. Den Spinat mit etwas Margarine in einem Topf erhitzen, mit Salz und Pfeffer und Muskatnuß würzen. Die Eier trennen: das Eiklar schlagen, bis es fest wird, und das Eigelb cremig rühren. Dann die Spinatmischung mit dem Eigelb gut vermischen und das Eiklar unterziehen. Auf das befettete Backblech geben und gleichmäßig mit einer Spachtel verstreichen. Im Rohr 20 Minuten oder, bis es fest ist, backen. Zuerst auf Raumtemperatur auskühlen lassen, dann im Kühlschrank noch 30—60 Minuten kaltstellen. Mit einem feuchten Tuch zudecken und weitere 30 Minuten bei Raumtemperatur stehen lassen. Das Backblech auf ein Brett umstürzen, so daß das Tuch unten liegt. Das Back-Papier abheben. Die Avocado teilen, entkernen und das Fleisch auslöffeln. Mit Salz und Pfeffer und so viel Apfelsaft wie nötig, um eine streichbare Konsistenz zu erhalten, vermischen. Auf das Backgut aufstreichen. Die Enden des Tuches halten und langsam einrollen.

Borschtsch   ★   W   M   E

3 Portionen (Siehe Foto Seite 44)

450 g rohe rote Bete
2 Selleriestangen, gehackt
900 ml Fleischbrühe

Salz und Pfeffer
gehackter Schnittlauch und Ziegen-
oder Schafsjoghurt zum Garnieren.

Die rote Bete schälen und grob reiben. Dazu die gehackte Sellerie geben, mit der Fleischbrühe aufgießen und würzen. Zum Kochen bringen und dann ohne Deckel auf kleiner Flamme 45 Minuten langsam kochen lassen. Abseihen und, wenn nötig, nachwürzen. In Suppenschüsseln, garniert mit Joghurt und Schnittlauch, servieren.
Anmerkung: Damit Sie an den Händen keine roten Flecken bekommen, tragen Sie am besten zum Schälen und Reiben der roten Bete Gummihandschuhe.

Selleriesuppe

2 Portionen

1 Knollensellerie, etwa
Tennisballgröße,
geschält und in Würfel
geschnitten

300 ml Milchersatz
150 ml Wasser
Salz und Pfeffer
Petersilie zum Garnieren

Die Knollensellerie zusammen mit dem Milchersatz und dem Wasser in einen Topf geben. Zum Kochen bringen und etwa 10—15 Minuten auf kleiner Flamme kochen lassen. Im Mixer pürieren, nachwürzen — etwas Salz nimmt eventuelle Bitterkeit weg — und wieder erwärmen. Garniert mit einem Petersilienstengel servieren.

Kastaniensuppe

4 Portionen

170 g getrocknete Kastanien, 24
Stunden im Wasser quellen lassen
(siehe unten)
2 Zwiebeln, grob gehackt
2 Möhren/Karotten, würfelig
geschnitten

2 Selleriestangen, würfelig geschnitten
1/8 TL Thymian
1/2 geriebene Muskatnuß
Salz und Pfeffer
150—300 ml Milchersatz
Petersilie zum Garnieren

Die Kastanien in eine Schüssel geben und 1,2 Liter kochendes Wasser darübergießen. 24 Stunden ziehen lassen. Die Kastanien mit der Flüssigkeit und den Zwiebeln, Möhren/Karotten und der Sellerie in einen Topf geben. Etwa eineinhalb Stunden leicht kochen lassen, bis die Kastanien weich sind, oder eine halbe Stunde im Druckkochtopf kochen. Im Mixer pürieren, wieder in den Topf geben, mit Kräutern, Salz und Pfeffer würzen und mit dem Kuhmilchersatz zur Suppe verflüssigen. Wieder erwärmen, aber nicht mehr zum Kochen bringen. Vor dem Servieren mit Petersilie garnieren.

Hühnersuppe mit Pilzen

2 Portionen

1 Hühnerrücken
Salz und Pfeffer
300 ml Wasser
100 g Champignon, kleingeschnitten

30 g rote Linsen
300 ml Gemüsebrühe
(siehe Seite 79)
60 ml Kuhmilchersatz

Den Hühnerrücken mit 300 ml Wasser sowie Salz und Pfeffer eine bis eineinhalb Stunden oder 15 bis 20 Minuten im Druckkochtopf kochen. Haut und Knochen aus der Brühe entfernen.

Dann die Pilze, Linsen und die Gemüsebrühe dazugeben und weitere 20 Minuten (oder 5 Minuten im Druckkochtopf) kochen. Nachwürzen, die Milch einrühren und sofort servieren.

Gazpacho
3 Portionen

1/2 mittelgroße Gurke,
kleingeschnitten
225 ml reife Tomaten,
enthäutet und
kleingeschnitten
60 g grüne oder rote Paprikaschoten,

kleingeschnitten
1 Knoblauchzehe, zerdrückt
1 EL Sonnenblumenöl
1 EL Tomatenmark
Salz und Pfeffer
Schnittlauch zum Garnieren

Alle Zutaten in einer Schüssel mit 200 ml Wasser vermischen und im Mixer pürieren. In eine Servierschüssel gießen, mit Folie zudecken und eine bis zwei Stunden im Kühlschrank kalt stellen. Wenn die Suppe zu dick ist, mit etwas Eiswasser oder einigen Eiswürfeln verdünnen. Mit Schnittlauch garniert servieren.

Lauchsuppe
3—4 Portionen

2 mittelgroße Lauchstangen,
kleingeschnitten
4 kleine Möhren/Karotten,
kleingeschnitten
150 ml Kuhmilchersatz

Salz und Pfeffer
2 EL kleingeschnittenes,
gekochtes Hühnerfleisch (nach
Belieben)
300 ml Wasser

Das Gemüse in dem leicht gesalzenen Wasser 10 bis 15 Minuten, oder, bis es weich ist, kochen. Im Mixer pürieren, wieder in die Pfanne geben, den Kuhmilchersatz zugießen und nachwürzen. Das Huhn, falls es verwendet wird, beigeben, zum Kochen bringen und auf kleiner Flamme etwa 2—3 Minuten erwärmen. Servieren.

Rasche Mittagssuppe
1 Portion

50 g Möhren/Karotten,
kleingeschnitten
50 g Sellerie, kleingeschnitten
20 g rote Linsen

Salz und Pfeffer nach Geschmack
2 TL Tomatenpüree
Petersilie zum Garnieren
300 ml Wasser

Alle Zutaten etwa 20 Minuten im Wasser kochen, bis sie weich sind. Passieren oder im Mixer pürieren, wieder erwärmen und mit Petersilie garniert servieren.

Tomaten-Zucchini-Suppe

4 Portionen

225 g Zucchini, geputzt und in
Scheiben geschnitten
225 g reife Tomaten,
enthäutet

1050 ml Kuhmilchersatz
1 EL gehackte Petersilie
1 Stengel Thymian
Salz und Pfeffer

Die Zucchini in etwas Wasser weich kochen. Hacken und mit den Tomaten, dem Milchersatz, der Petersilie, Thymianblättern, Salz und Pfeffer nach Geschmack vermischen. Passieren oder im Mixer pürieren. In einen Topf geben, zum Kochen bringen und vor dem Servieren nachwürzen.

Bemerkung: Diese Suppe kann auch als kalte Sommersuppe gegessen werden. Im Kühlschrank kaltstellen und mit Eiswürfeln servieren.

SALATE UND GEMÜSE

Bohnensalat mit Äpfeln

4 Portionen

450 g Saubohnen, enthäutet, frisch
oder tiefgekühlt, gekocht und
ausgekühlt
1 säuerlicher Apfel (Granny Smith
oder ähnliche) entkernt und
kleingeschnitten

2 EL Olivenöl
2 EL Apfelsaft
1 1/2 TL gehackte Petersilie
1 1/2 TL gehackter Schnittlauch
Salz und frisch gemahlener schwarzer
Pfeffer

Äpfel und Bohnen in eine große Schüssel geben. Olivenöl, Apfelsaft, Kräuter, Salz und Pfeffer hinzufügen und gut miteinander vermischen. Zudecken und 2—3 Stunden, unter gelegentlichem Umrühren, im Kühlschrank ziehen lassen. Dann servieren. Dieser Salat ist eine praktische und wohlschmeckende Bereicherung für ein schnelles Mittagessen.

Teufelskeulen (oben, siehe Seite 65), Bohnensalat mit Äpfeln (unten)

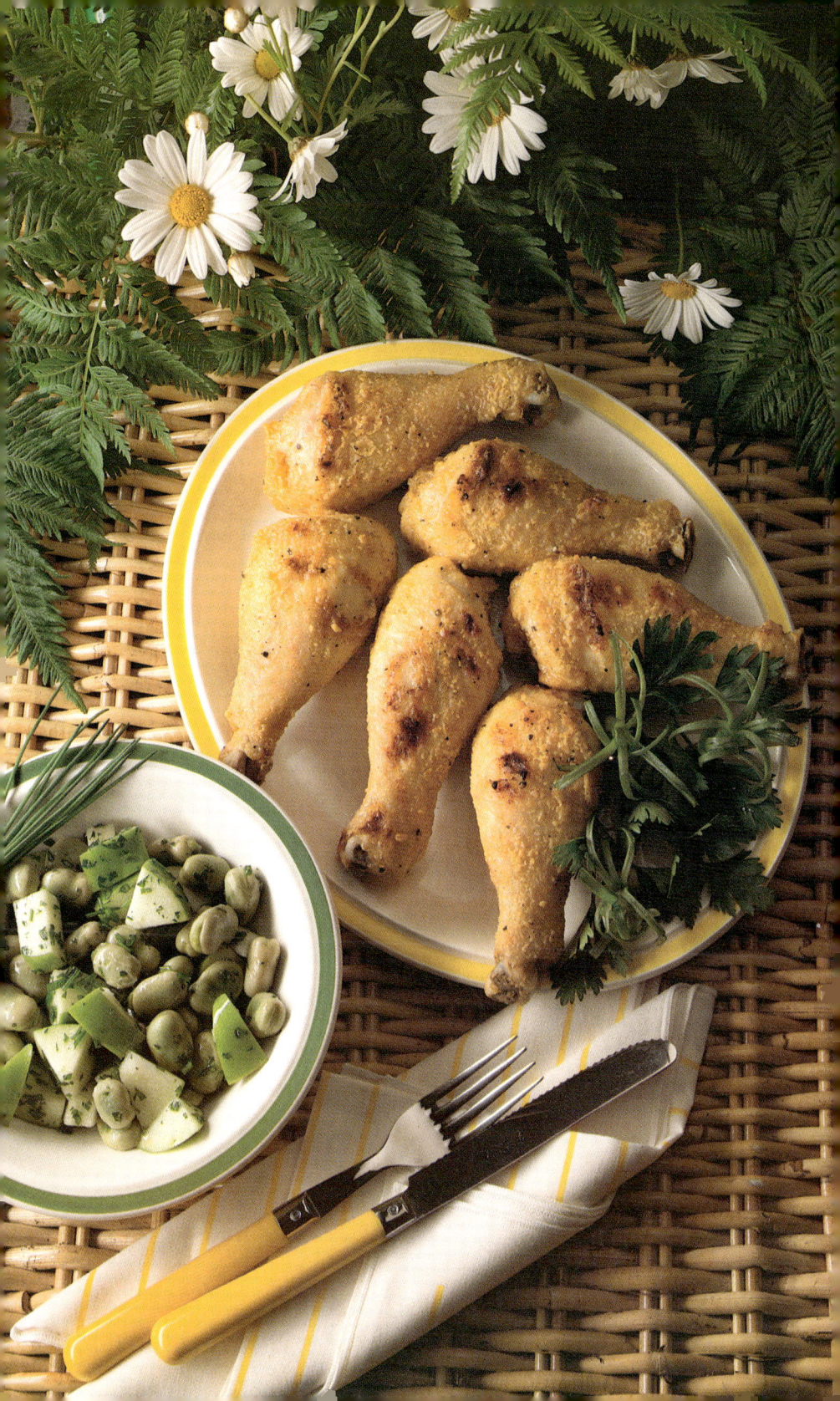

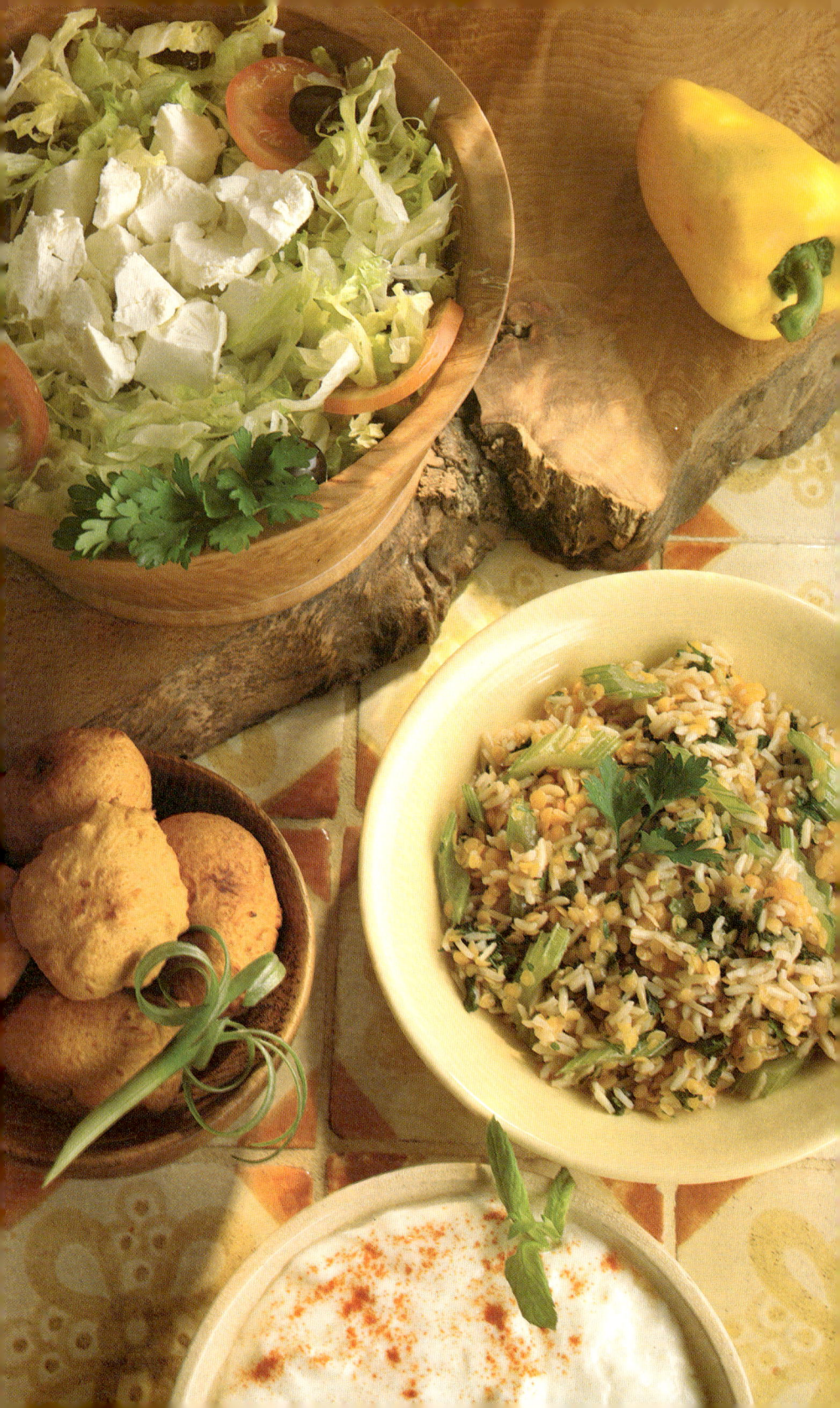

Kichererbsensalat

2—4 Portionen

240 g Kichererbsen,
über Nacht gequollen
30 ml Olivenöl
1 Knoblauchzehe, zerdrückt

Salz und Pfeffer
1 EL gehackte Petersilie zum
Garnieren

Die Kichererbsen abseihen, in einen großen Topf geben und mit Wasser bedecken. Zum Kochen bringen und drei bis dreieinhalb Stunden auf kleiner Flamme oder 15 Minuten im Druckkochtopf kochen.
    Öl, Knoblauch und Gewürze einrühren. Heiß oder kalt, garniert mit Petersilie, servieren.
    Anmerkung: Es können auch gehäutete und in Scheiben geschnittene Tomaten hinzugefügt werden.

Waldorfsalat mit Huhn

2 Portionen

150—200 g kaltes, gekochtes Huhn,
kleingeschnitten
2 Selleriestangen, kleingeschnitten
1 Eßlöffel, entkernt und
kleingeschnitten

60 g Walnüsse, gehackt
Salz und frisch gemahlener schwarzer
Pfeffer
75 ml Ziegenjoghurt
Wasserkresse zum Garnieren

Hühnerfleisch, Sellerie, den Apfel und die Nüsse in einer Servierschüssel vermischen. Würzen und die Joghurt unterrühren. Mit Wasserkresse garnieren.

Fetasalat

4 Portionen

225 g Fetakäse
1 knackiger grüner Salatkopf
60 g schwarze Oliven
225 g Tomaten

Salatsauce:
2 EL Olivenöl
2 Knoblauchzehen zerdrückt
Salz und Pfeffer

Der Käse kann zerkleinert über den Salat gestreut oder separat serviert werden. Die Salatblätter fein schneiden, mit den Oliven und in Scheiben geschnittenen Tomaten vermischen. Das Öl mit dem Knoblauch sowie Salz und Pfeffer verrühren und über den Salat gießen. Gut durchmischen und servieren.
    Bemerkung: Falls erlaubt, kann auch Zitronensaft in die Salatsauce gerührt werden.

Fetasalat (oben), Naturreis mit Linsen (Mitte, rechts, siehe Seite 61), Gebackenes Gemüse (Mitte links, siehe Seite 59), Gewürzsauce (unten, siehe Seite 86)

Curryreissalat   ⬛W ⬛M ⬛E
4—6 Portionen

225 g Naturreis
Salatsauce:
2 EL Sonnenblumenöl
1/2 EL Apfelsaft
Currypulver (vergewissern Sie sich,
daß es weizenfrei ist), nach
Geschmack (etwa 3 TL)*

1/2 TL Cayennepfeffer
(nach Belieben)
170 g Äpfel, kleingeschnitten
60 g Walnüsse, gehackt
60 g Sultaninen oder Rosinen
120 g rote oder grüne Paprikaschote,
kleingeschnitten

Den Reis kochen (siehe Seite 25) und abseihen. In einer Schüssel die Zutaten der Sauce verrühren. Über den noch warmen Reis gießen und gut vermischen. Alle anderen Zutaten hinzufügen, wenn der Reis ausgekühlt ist, dann gut durchrühren.

Bemerkung: Es können auch Sellerie, Gurken oder Bananen verwendet werden.

* Wenn Sie wollen, können Sie das Currypulver auch kochen, bevor Sie es hinzufügen. Erhitzen Sie 2 TL Öl und rösten Sie darin 1 zerdrückte Knoblauchzehe mit 3 TL Currypulver auf ganz kleiner Flamme 2 Minuten. Diese Mischung können sie dann mit allen anderen Zutaten dem Reis beigeben.

Süßer Salat   ★ ⬛W ⬛M ⬛E
2 Portionen

60 g Kohlrüben oder
Steckrüben
100 g kleine Blumenkohlröschen
1 Handvoll Sultaninen
Salz und frisch gemahlener schwarzer

Pfeffer
2 EL Schafsjoghurtkäse
60 ml Wasser
geschnittene Champignons zur
Garnierung

Die Kohlrüben oder Steckrüben grob reiben und mit den Blumenkohlröschen vermischen. Die Sultaninen beigeben und würzen.

In einer anderen Schüssel den Käse mit 60 ml Wasser verrühren, bis eine dicke Paste entsteht. Über die Gemüsemischung gießen und gut durchrühren. Eine Stunde kaltstellen. Wieder umrühren und mit Champignons garniert servieren. Dieser Salat ist ein praktisches und nahrhaftes Mittagsgericht.

Chinesisches Weißkraut   ⬛W ⬛M ⬛E
4 Portionen

1 EL Sonnenblumenöl
1 Knoblauchzehe, zerdrückt
1/2 großer Weißkrautkopf, geraspelt
1 TL Fruchtzucker
Salz und Pfeffer

1/8 TL Paprikapulver
4 EL Wasser
100 g gehackte Mandeln
15 g frischer Ingwer, geschält und fein
gehackt

Das Öl in einer Pfanne erhitzen und darin den Knoblauch goldbraun anrösten. Kraut, Zucker, Salz, Pfeffer und Paprikapulver hinzufügen und mit 4 EL Wasser aufgießen. Unter gelegentlichem Rühren auf kleiner Flamme 5—10 Minuten kochen, bis das Weißkraut nahezu weich ist. Die Mandeln und den Ingwer hinzufügen und noch weitere 2 Minuten kochen. Heiß servieren.

Glasierte Möhren/Karotten

2 Portionen

60 g Margarine
450 g junge Möhren/Karotten,
geputzt und im ganzen gelassen
3 TL Zucker
30 g Naturreismiso

aufgelöst in 300 ml heißem,
aber nicht kochendem Wasser,
frisch gemahlener Pfeffer
gehackte Petersilie
zum Garnieren

Die Margarine in einer Pfanne zergehen lassen. Die Möhren/Karotten, den Zucker, Salz und Pfeffer und genügend Miso-Mischung, um die Möhren/Karotten halb zu bedecken, zugeben. Ohne Deckel langsam, unter gelegentlichem Umrühren, die Möhren/Karotten weichkochen, dann herausnehmen und warmstellen. Die zurückgebliebene Flüssigkeit rasch zu einer dicken Glasur verkochen, darin die Möhren/Karotten einrühren, bis sie gut bedeckt sind. Mit Pfeffer würzen und mit Petersilie garnieren.

Chinesischer Blumenkohl mit grünen Bohnen

2 Portionen

225 g grüne Bohnen (frisch oder
tiefgekühlt), die Fäden entfernt und
geschnitten
1/4 mittelgroßer Blumenkohl (frisch
oder tiefgekühlt), in Röschen
gebrochen

4 EL Sonnenblumenöl
12 blanchierte Mandeln
1 Knoblauchzehe, zerdrückt
1 TL Zucker
1 TL Paprikapulver
Salz und Pfeffer

Das Gemüse in genügend Salzwasser 5 Minuten kochen und dann abseihen.

Das Öl in einer Pfanne erhitzen und die Mandeln und den Knoblauch darin 1 Minute goldbraun anrösten.

Die grünen Bohnen und den Blumenkohl dazugeben, mit Zucker, Paprikapulver, Salz und Pfeffer abschmecken. Über kleiner Flamme noch 2—3 Minuten braten.

Pastinakenchips

2 Portionen

170–225 g Pastinaken   *reichlich Sonnenblumenöl*
pro Person   *Salz und Pfeffer*

Die Pastinaken schälen und in 5 mm dicke Scheiben schneiden. Den Boden einer schweren Bratpfanne mit Öl bedecken und erhitzen. Wenn das Öl noch nicht ganz heiß ist, die Pastinakenscheiben hineingeben und kurz heftig anbraten. Die Flamme herabsetzen, durchbraten, dann wieder die Flamme hinaufdrehen und bräunen (alles soll weniger als 5 Minuten dauern). Auf Küchenpapier abtropfen, würzen und sofort servieren.

Cremespinat

2 Portionen

675 g Spinat   *60 ml Kuhmilchersatz*
60 g Margarine   *1/2 TL geriebene Muskatnuß*

Den Spinat gut waschen und abtropfen lassen. In eine große Pfanne geben und zusammen mit der Margarine etwa 10 Minuten kochen, bis der Spinat weich und die Flüssigkeit verdunstet ist. Mit Muskatnuß bestreuen, Kuhmilchersatz hinzufügen, und weiterkochen lassen, bis der Spinat fast trocken, aber noch immer cremig ist.

Im Rohr gebackene, süße Kartoffel

4—6 Portionen

450 g Süßkartoffeln, geschält und in   *1/8 TL Salz*
Würfel geschnitten   *1/4 TL Ingwerpulver*
150 ml Kuhmilchersatz   *1/4 TL Zimt*
2 Eier   *1 EL Naturreismiso, mit etwas*
60 ml Öl (Sonnenblumen- oder   *Wasser zu einer Paste vermischt*
Distelöl)   *4 EL Honig*

Das Rohr auf 180 Grad Celsius/Gas Stufe 4 vorwärmen. Alle Zutaten mit dem Mixer zerkleinern, so daß Sie eine grobe Mischung erhalten. In eine befettete Kasserolle füllen und 45 Minuten im Rohr backen. Diese Süßkartoffel eignen sich sehr gut als Beilage zu Schweinefleisch oder Hühnergerichten.

VEGETARISCHE GERICHTE

Gebackenes Gemüse

4 Portionen

Teig:
225 g Grammehl oder Sojamehl
1/2 TL weizenfreies Backpulver (siehe
Seite 99)
1 TL Salz
1/2 TL gemahlener Koriander
3/4 TL Chilipulver
3/4 TL geriebener Kreuzkümmel

Gemüse: es kann eine Sorte oder
beide gemischt verwendet werden
Blumenkohlröschen
Auberginen,
in Würfel geschnitten
Zwiebelringe
Öl zum Frittieren (Sonnenblumen-
oder Distelöl)

Alle trockenen Zutaten in eine Schüssel sieben. Genügend Wasser (etwa 300 ml) darübergießen und daraus einen dicken Teig rühren. Das Gemüse in den Teig geben.

Frittieren: einen Eßlöffel Teig mit Gemüse in die Pfanne mit mäßig heißem Öl gießen und wiederholen; die Pfanne dabei jedoch nicht überfüllen. Goldgelb herausbacken. Mit dem Schaumlöffel herausheben, abtropfen lassen und sofort mit Salat und Kräutersauce (siehe Seite 86) servieren.

Anmerkung: Wenn Sie gerne stärker gewürzte Speisen essen, kann die Gewürzmenge im Teig erhöht werden.

Gratiniertes Gemüse

4 Portionen

1 Blumenkohl,
in Röschen gebrochen (frisch oder
450 g tiefgekühlt)
3 große Möhren/Karotten, geschält
und in Scheiben geschnitten
120 g Rosenkohl (frisch oder

tiefgekühlt)
Salz
120 g Bohnensprossen
200 g Fetakäse, gebröckelt
Tomatenscheiben und gehackte
Petersilie zum Garnieren

Alles Gemüse, außer den Bohnensprossen, in kochendem Salzwasser biß-weich kochen. Abseihen und in eine niedrige, feuerfeste Form zusammen mit den Bohnensprossen geben. Mit dem zerkleinerten Käse bestreuen. Unter den Grill stellen, bis der Käse zergangen ist. Garniert mit den Tomatenscheiben und der Petersilie servieren.

Griechisches Gemüse   ★ W M E

2 Portionen

340 g Zucchini, in dünne Scheiben geschnitten
200 g kleine Auberginen, in dünne Scheiben geschnitten
Salz und Pfeffer
30—60 Margarine

340 g Tomaten, enthäutet und in Scheiben geschnitten
getrockneter Thymian und Basilikum
60 g Fetakäse
30 ml Olivenöl

Das Rohr auf 200 Grad Celsius/Gas Stufe 6 vorwärmen.
Die Zucchini und Auberginen würzen und getrennt in der Margarine anbraten. Die Tomaten würzen. Eine kleine, feuerfeste Form mit Margarine ausfetten und das Gemüse getrennt in Lagen — pro Gemüse sollten es zwei Lagen werden — einschichten. Mit einer Lage Zucchini abschließen. Mit einer Prise Thymian und Basilikum bestreuen. Den Fetakäse darüberbröckeln und das Olivenöl über das Gemüse gießen. 15—20 Minuten im heißen Rohr backen.

Gefüllte Tomaten   ★ W M E

2—4 Portionen

675 g Tomaten — 4 große Tomaten oder 2 große Fleischtomaten
Salz und Pfeffer
120 g Naturreis
1 Selleriestange, geraspelt
1 mittelgroße grüne Paprikaschote, entkernt und

fein gehackt
2 Knoblauchzehen, zerdrückt
15 g Margarine
1 Handvoll Petersilie, gehackt
1 EL gehackte Pfefferminze
1 EL Rosinen, gehackt
30 ml Olivenöl

Am Stielende eine Scheibe von den Tomaten abschneiden und zur Seite stellen. Die Tomaten aushöhlen und das Fleisch aufbewahren, dabei jedoch darauf achten, daß nicht zuviel Fleisch entnommen wird, sonst zerfallen die Tomaten beim Braten. Die ausgehöhlten Tomaten innen mit Salz bestreuen, umdrehen und auf einem Küchenpapier trocknen.
Das Rohr auf 180 Grad Celsius/Gas Stufe 4 vorwärmen. Den Reis in Wasser kochen, bis er weich ist. Abseihen.
Sellerie, Paprikaschote und Knoblauch langsam in Margarine anrösten, bis alles fast weich ist. Das Tomatenfleisch klein hacken und mit den Kräutern vermischen, würzen und die Rosinen dazugeben. 3 Minuten leicht anrösten und dann vom Feuer nehmen. Zu der Reismischung geben, jedoch dabei die meiste Flüssigkeit entfernen und aufbewahren. Die Tomaten mit der Reis- und Gemüsemischung füllen und mit der obersten Scheibe wieder schließen. In einer niedrigen feuerfesten Form anordnen. Das Olivenöl mit dem Gemüsebratensaft vermischen und über die Tomaten gießen. Als Beilage heiß oder kalt servieren.

Naturreis mit Linsen

2—4 Portionen (Siehe Foto Seite 54)

225 g Naturreis
170 g rote Linsen
2 Selleriestangen, gehackt
1 Knoblauchzehe zerdrückt
1 Handvoll Petersilie, gehackt
1 EL Öl (Sonnenblumen- oder

Distelöl)
1/2 TL Meersalz
1/2 TL geriebener Kreuzkümmel
2 EL Naturreismiso,
mit etwas Wasser zu einer Paste
vermischt

Den Reis kochen (siehe Seite 25) und abseihen. Die Linsen waschen und 15 Minuten in 900 ml Wasser kochen. Sellerie, Knoblauch und Petersilie in Öl anrösten, den Reis und die Linsen dazugeben und kochen, bis alles eingedickt ist. Mit Salz, Kreuzkümmel und Miso nach Geschmack würzen. Heiß mit Salat servieren.

Anmerkung: Sie können alle erlaubten Gemüsesorten dazu verwenden. Reste können zu Laibchen geformt und in Öl herausgebacken werden.

Buchweizenkroketten

2 Portionen

170 g Buchweizen
2 Selleriestangen, geraspelt
30 g Sojamehl
Salz und Pfeffer

Kräuter nach Wunsch,
zum Beispiel Petersilie, Salbei
usw.
2 EL Öl

Den Buchweizen kochen (siehe Seite 25). Abseihen und auskühlen lassen. Sellerie, Sojamehl, Salz, Pfeffer und Kräuter hinzugeben und alles gleichmäßig vermischen. 1 cm dicke Laibchen formen und auf beiden Seiten, bis sie durch sind, in Öl frittieren.

Mit Apfelsauce oder Tomatensauce (siehe Seite 85) oder auch Tahini (siehe Seite 80) servieren.

Rote Bohnenlasagne

4—6 Portionen

225 g Kidneybohnen, über Nacht
gequollen
1 große Zwiebel, gehackt
450 g Tomaten, geschält und
kleingeschnitten
2 Selleriestangen, geraspelt
4 ganze

Knoblauchzehen
1 EL gehackter, frischer Majoran
(oder 1 TL getrockneter)
2 Knoblauchzehen, zerdrückt
Salz und Pfeffer
120 g Fetakäse, zerbröckelt
Buchweizennudeln (siehe Seite 63)

Die Bohnen abseihen, in einen großen Topf mit genügend frischem Wasser geben und ein bis eineinhalb Stunden kochen (oder im Druckkochtopf 15 Minuten). Abseihen. Die Zwiebel im Öl weich dünsten. Alle anderen Zutaten, außer Bohnen und Käse, dazugeben und zugedeckt etwa zehn Minuten leicht kochen, dann die Bohnen dazurühren.

Das Rohr auf 180 Grad Celsius/Gas Stufe 4 vorwärmen.

Für die Buchweizennudeln die Hälfte der Menge auf Seite 63 verwenden, das ergibt 120 g Mehl. Ausrollen und in rechteckige Blätter schneiden.

Die Nudeln in genügend kochendem Wasser zwei bis drei Minuten kochen. Jedes Teigblatt allein aus dem Topf nehmen und abtropfen lassen (wenn man sie gemeinsam abseiht, kleben die Blätter aneinander). Eine niedrige, feuerfeste Form ausfetten und eine Lage Bohnenmischung, eine Lage Käse und dann die Teigblätter darüber legen. Mit einer Lage Bohnen und Käse abschließen. 30 Minuten im Rohr backen.

Bemerkung:

1. Für eine etwas saftigere Lasagne mischen Sie eine Sauce aus Kuhmilchersatz, verdickt mit Reismehl, und gießen die Flüssigkeit über die Bohnenmischung mit Käse.

2. Sie können auch eine Fülle aus Spinat und Fetakäse verwenden, mit weißer Sauce und geriebenem Käse übergießen.

Gefüllte Auberginen   W M E

2 Portionen

2 große Auberginen	*1 kleine Zwiebel, gehackt*
Sesamsamen	*30 g Hirseflocken*
Olivenöl	*1/2 TL getrocknetes*
450 g Tomaten, geschält und klein	*Basilikum*
geschnitten	*Salz und Pfeffer*
3 Knoblauchzehen, zerdrückt	*60 g Fetakäse*

Das Rohr auf 200 Grad Celsius/Gas Stufe 6 vorwärmen.

Die Auberginen der Länge nach durchschneiden, in eine feuerfeste Form legen, mit Sesamsamen bestreuen und etwas Öl darübergießen. 20 Minuten im Rohr braten, oder bis sie weich sind. Ein wenig auskühlen lassen, das Fleisch herauslöffeln und hacken. Die Tomaten, Zwiebeln, Knoblauch, Hirse, Kräuter, Salz und Pfeffer 10 Minuten anrösten, mit dem Auberginenfleisch vermischen.

Die Auberginenschalen mit der Mischung füllen, mit zerbröckeltem Fetakäse bestreuen und 30 Minuten, bis sie durch und durch erwärmt sind und der Käse geschmolzen ist, im Rohr braten. Mit Salat servieren.

Ratatouille

4 Portionen

3 Knoblauchzehen, zerdrückt
1 große oder 2 kleine Auberginen, in
Scheiben geschnitten
1 große grüne Paprikaschote, würfelig
geschnitten
60 g Gurken, würfelig geschnitten

225 g Zucchini, in Scheiben
geschnitten
400 g Tomaten, geschält
1 TL Honig
Salz und frisch gemahlener Pfeffer
5 EL Olivenöl

Das Gemüse ausgiebig mit schwarzem Pfeffer bestreuen und leicht salzen.
Den Honig dazugeben und auf kleiner Flamme im Olivenöl etwa 1 Stunde
fest verschlossen, schmoren. Gelegentlich umrühren.

Buchweizennudeln

4 Portionen

225 g Buchweizenmehl
22 g Margarine

1 kleines Ei
Salz

Das Mehl in eine Schüssel sieben und in die Mitte eine Vertiefung drücken.
Margarine, Ei und eine Prise Salz hineingeben. Gut durchmischen und etwas
Wasser dazugeben, zu einem dicken Teig verarbeiten. Gut durchkneten, bis
der Teig weich ist. Wenn er klebt, etwas Mehl dazugeben. Den Teig auf einer
leicht bemehlten Oberfläche ausrollen, dazu etwas Buchweizen oder Reismehl verwenden, bis der Teig ganz dünn ist. In beliebige Formen wie zum
Beispiel Nudeln schneiden. Die Nudeln in einen großen Topf mit genügend
Salzwasser geben. Dem Wasser kann etwas Öl beigefügt werden, um zu verhindern, das sie aneinanderkleben. Ohne Deckel drei bis fünf Minuten, oder
bis die Teigwaren bißfest sind, kochen. Nicht überkochen. In ein Sieb gießen
und sofort servieren.

Fleischsauce oder Käse und Tomaten dazuservieren oder für Lasagne wie
oben verwenden.

IMBISSE

Bohnen mit Tomatensauce

2—4 Portionen

225 g weiße Bohnen,
über Nacht in kaltem Wasser
gequollen

300 ml Grundtomatensauce
(siehe Seite 85)
Salz und Pfeffer

Die Bohnen abseihen und in einem großen Topf mit genügend Wasser zum Kochen bringen. Etwa ein bis eineinhalb Stunden kochen, oder in einem Druckkochtopf sechs Minuten unter hohem Druck. Mit der Tomatensauce vermischen, nachwürzen und wieder erwärmen. Kalt oder warm servieren.
Bemerkung: Sie können auch Chilipulver in die Sauce geben.

Wachsbohnengericht

2 Portionen

100 g Wachsbohnen, über Nacht in kaltem Wasser gequollen
2 EL Sonneblumenöl
225 g Tomaten, grob geschnitten
100 g grüne Paprikaschoten, entkernt
und gehackt
30 g Naturreismiso, mit etwas Wasser zu einer Paste vermischt
60 g Champignon, kleingeschnitten
Salz und Pfeffer

Die Bohnen abseihen und in einem großen Topf mit genügend Wasser zum Kochen bringen. Ein bis eineinhalb Stunden kochen (oder in einem Druckkochtopf zehn Minuten unter hohem Druck). Abseihen. Das Öl in einer Pfanne erhitzen, die Tomaten und Paprikaschoten auf kleiner Flamme zehn Minuten kochen. Bohnen, Misomischung und Champignon dazugeben, würzen und weitere zehn Minuten auf kleiner Flamme kochen.

Italienische Tomaten

Reicht für 4 Scheiben Brot

340 g Tomaten
3 Knoblauchzehen, zerdrückt
1/2 EL Olivenöl
gehacktes frisches Basilikum
zum Garnieren

Kochendes Wasser über die Tomaten gießen und nach einer Minute abseihen. Danach mit kaltem Wasser abschrecken, trocknen und schälen. Die Tomaten hacken, Knoblauch und Öl dazugeben und auf kleiner Flamme zehn Minuten erhitzen.
Auf weizenfreiem Toastbrot, mit Basilikum bestreut, servieren.

Pizza

2 Portionen

280 g Reismehl
1/2 TL Salz
15 g frische Hefe oder 7 g Trockenhefe
1 Ei
Olivenöl
Fülle:
Tomatensauce (siehe Seite 85),
Sardellen, schwarze Oliven,
grüne Paprikaschoten, Fetakäse,
Origano

Mehl und Salz in eine Schüssel geben, vermischen und die Hefe einbröckeln. Das Ei verrühren und zusammen mit genügend lauwarmem Wasser zu der Mehlmischung geben, so daß ein steifer Teig entsteht. Den Teig in zwei befettete, 23 cm runde Formen geben und mit Olivenöl bestreichen.

Die Fülle gleichmäßig über den Pizzateig verteilen und mit Origano bestreuen.

Das Rohr auf 230 Grad Celsius/Gas Stufe 8 vorwärmen.

Den Pizzateig aufgehen lassen. Dann zehn Minuten im Rohr backen, auf 200 Grad Celsius/Gas Stufe 6 reduzieren und 25 Minuten weiterbacken lassen. Mit Salat servieren.

Teufelskeulen

Soviele Hühnerkeulen, wie benötigt   *Fruchtkernmehl zum Bemehlen*
(wenn tiefgekühlt, dann vollständig   *Cayennepfeffer nach Geschmack*
auftauen)   *Salz und Pfeffer*

Die Hühnerkeulen bemehlen und mit Salz, Pfeffer und Cayennepfeffer würzen. Unter mehrmaligem Wenden 20—30 Minuten grillen.

Warm oder kalt servieren.

Dieses Gericht eignet sich hervorragend für Picknicks oder ein rasches Mittagessen bei der Arbeit (siehe Foto Seite 53).

FISCH

Dorsch in Champignonsauce

2 Portionen

2 tiefgekühlte Dorschsteaks   *120 ml Kuhmilchersatz*
30 g Margarine   *100 g Champignonköpfe, in Scheiben*
Sauce: *geschnitten*
15 g Margarine   *Salz und Pfeffer*
15 g Sojamehl   *Petersilie zum Garnieren*

Die tiefgekühlten Dorschsteaks mit Margarine bestreichen und auf jeder Seite etwa sechs Minuten unter den Grill legen. Für die Sauce die Margarine zergehen lassen und mit dem Mehl eine Schwitze bereiten, dann langsam die Milch zugießen. Die Champignons dazugeben und nach Geschmack würzen. Einige Minuten unter ständigem Rühren leicht kochen lassen. Die Dorschsteaks auf einer vorgewärmten Platte anrichten und die Sauce darübergießen. Wenn vorhanden, mit Petersilie garnieren.

Fisch mit Gemüsereis

2 Portionen

170 g Naturreis
225 g Weißfisch
170 g gekochtes Gemüse (Erbsen,
würfelig geschnittene
Möhren/Karotten,

gehackte Sellerie)
1 Handvoll Petersilie, gehackt
30 g Margarine
Cayennepfeffer
Meersalz

Den Reis kochen (siehe Seite 25) und abseihen.
   Den Fisch zehn Minuten in Wasser pochieren. Haut und Gräten entfernen und zerpflücken. Den Fisch mit dem Reis, Gemüse und der Petersilie in der Margarine erwärmen. Nach Geschmack würzen und heiß servieren.

Knuspriger Fisch

2 Portionen

12 EL Hirse
2 Schellfischfilets, etwa 280 g

Kuhmilchersatz
Salz und Pfeffer

Die Hirse ein wenig in der Kaffeemühle reiben, bis sie Paniermehl wird. Die Fischfilets mit Milch anfeuchten und dann in der Hirse wälzen. Im Öl frittieren.
   Anmerkung: An Stelle von Schellfisch kann auch Dorsch oder Scholle verwendet werden.

Gefüllte Makrele

2 Portionen

2 mittelgroße Eßäpfel — etwa 150 g,
geschält, entkernt und in kleine
Scheiben geschnitten
85 g Sellerie, gewaschen und gehackt
1–2 TL Sonnenblumenöl
Salz und Pfeffer

30 g leicht geriebene Hirse
2 Makrelen, entgrätet
150 ml Apfelsaft
1 gestrichener TL Pfeilwurz
1 gestrichener
TL Zucker

Das Rohr auf 180 Grad Celsius/Gas Stufe 4 vorwärmen.
   Äpfel und Sellerie im Öl anbraten, bis die Äpfel weich sind. Würzen und die Hirse einrühren.
   Die Makrelen innen mit der Fülle bestreichen und mit ein wenig Apfelsaft in eine feuerfeste Form geben. Im Rohr 25—30 Minuten braten. Kurz vor dem Garwerden die Pfeilwurz mit dem Zucker und dem restlichen Apfelsaft erhitzen und zu einer Paste vermischen. Heißwerden lassen, bis der Saft eindickt und klar wird.
   Etwas Saft über den Fisch streichen, den Rest als Sauce servieren.

Makrele mit Stachelbeeren ⊠ Ⓦ Ⓜ Ⓔ

2 Portionen

2 Makrelenfilets
4 EL leicht gemahlene Hirse
Salz und Pfeffer
1 Messerspitze Margarine

100 g Stachelbeeren — frisch,
tiefgekühlt oder aus der Dose
1 TL Zucker
1/8 TL geriebene Muskatnuß

Die Makrelenfilets waschen und trocknen. Die gemahlene Hirse würzen und die Makrelen damit bestreuen. Margarineflocken darauf verteilen und 15—20 Minuten unter dem vorgeheizten Grill stellen.

Die Stachelbeeren mit 1 EL Wasser, Zucker und Muskatnuß leicht kochen. Durch ein Sieb pressen und entkernen. Die Makrelen auf einer vorgewärmten Platte anrichten, die Stachelbeeren darübergießen und sofort servieren.

Als Beilage eignen sich am besten Zucchini und frische kleine Möhren/ Karotten.

Forelle, einfach ⊠ Ⓦ Ⓜ Ⓔ

1 Portion

15 g Margarine
1–2 EL gehackte Petersilie

Salz und Pfeffer
1 Forelle, ausgenommen und
gereinigt

Margarine mit der Petersilie sowie Salz und Pfeffer zu einem weichem Ball formen. Mit dem Großteil der Mischung den Fisch innen bestreichen und die restliche Margarinemischung als Flöckchen darauf verteilen. Unter einem mäßig heißen Grill auf jeder Seite 5—10 Minuten grillen.

Mit frischem grünen Gemüse servieren.

Gebratener Lachs ⊠ Ⓦ Ⓜ Ⓔ

6 Portionen

900 g Lachs im ganzen
Margarine

Salz und Pfeffer
gehackte Petersilie

Das Rohr auf 150 Grad Celsius/Gas Stufe 2 vorwärmen.

Den Fisch waschen und trocknen und von eventuellen Flossen und Blut reinigen. Ein großes Stück Aluminiumfolie mit Margarine ausfetten, den Fisch in die Mitte legen, leicht mit Salz und Pfeffer würzen und die Petersilie darüberstreuen.

In die Folie einschlagen und auf ein Backblech legen.

Je nach Stärke des Fischstückes eineinviertel bis eindreiviertel Stunden im Rohr braten, dabei darauf achten, daß er nicht zu stark durch ist.

Warm servieren. Wenn er kalt serviert werden soll, die Haut entfernen, während der Lachs noch warm ist. Mit Salat servieren.

FLEISCH

Chili con Carne

2 Portionen

150 g getrocknete Kidneybohnen,
über Nacht in kaltem Wasser
gequollen
225 g kleingeschnittenes Rindfleisch
1/2 mittelgroße grüne Paprikaschote,
grob gehackt

4 Tomaten
1 grüne Chilischote, entkernt und
gehackt
30 ml Tomatenpüree
Salz und Pfeffer

Am besten eine schwere, gußeiserne Pfanne erhitzen und das Fleisch darin
anbräunen. Bohnen, grüne Paprikaschote, Tomaten und Chilischote dazugeben, das Tomatenpüree einrühren und mit Wasser bedecken. Zehn Minuten
kochen lassen. Dann die Flamme zurückstellen und eineinhalb Stunden, bis
die Bohnen weich sind, leicht kochen. Gelegentlich umrühren.

Die Bohnen können auch im voraus gekocht werden (eine bis eineinhalb
Stunden in kochendem Wasser oder zehn Minuten im Druckkochtopf). Sie
werden dann der Fleisch-Chili-Mischung beigefügt und wieder erwärmt.

Risotto mit Rindfleisch

2 Portionen

60 g Margarine
2 Selleriestangen, gereinigt und
gehackt
225 g kleingeschnittenes Rindfleisch
225 g Naturreis, gewaschen
1/8 TL Muskatnuß

Meersalz und Pfeffer
1 TL getrocknetes Basilikum
120 g Tomaten, klein geschnitten
2 EL Naturreismiso mit etwas Wasser
zu einer dicken Paste
verarbeitet

Die Margarine in einer Pfanne erhitzen und darin die Sellerie und das kleingeschnittene Rindfleisch anrösten. Wenn das Fleisch angebräunt ist, den Reis
zugeben und auf kleiner Flamme etwa zehn Minuten durchwärmen. Gelegentlich umrühren. Muskatnuß, Salz, Pfeffer und Basilikum zugeben, mit
Wasser bedecken und die Tomaten einrühren. Auf schwacher Flamme 45
Minuten kochen und falls nötig mehr Wasser zugeben, damit der Reis nicht
austrocknet. Wenn der Reis weich ist und alles Wasser aufgenommen hat, das
Miso einrühren. Mit Salat warm servieren.

Leber mit Thymian und Knoblauch

4 Portionen

1–4 EL Sonnenblumenöl (nach
Bedarf)

1 Knoblauchzehe, in dünne
Scheibchen geschnitten

450 g Lammleber, in schmale	Salz
Streifen geschnitten	Pfeffer
1 1/2 TL getrockneter Thymian	1 EL Apfelsaft

Das Öl erhitzen und darin einige Minuten den Knoblauch anrösten, jedoch nicht zu braun werden lassen. Die Leber dazugeben und schnell an allen Seiten anbräunen. Thymian und Pfeffer einstreuen und mit Apfelsaft aufgießen. Gut durchmischen. Einige weitere Minuten durchwärmen, salzen und sofort servieren.

Indische Fleischlaibchen

2 Portionen

225 g gehacktes Rindfleisch	3 TL Fruchtkernmehl
1/4 mittlere grüne Paprikaschote, fein	je 1/8 TL geriebener Kreuzkümmel,
gehackt	Chilipulver, Koriander, Zimt,
1 Knoblauchzehe, zerdrückt	Ingwer, Muskatnuß und Nelken
1 1/2 TL Tomatenmark	30 ml Apfelsaft

Das Fleisch, die grünen Paprikaschoten, Knoblauch, Tomatenmark, 1½ TL Mehl, Gewürze, Salz und Pfeffer in einer Schüssel gut durchmischen. Etwas Apfelsaft beigeben und zu einer festen Konsistenz verarbeiten. In Laibchen formen und mit dem restlichen Mehl bestäuben.

10–15 Minuten unter dem vorgeheizten Grill braun braten. Gelegentlich wenden. Mit Reis und Salat servieren.

Vier-Fleisch-Pastete

12 ausreichende Portionen

675 g Lammleber	2 gestrichene TL Salz
225 g Hühnerleber	2 gestrichene TL frisch gemahlener
225 g mageres Kalbfleisch	Pfeffer
450 g Schweinefleisch	2 gestrichene TL getrocknetes
100 g grüne Paprikaschoten	Basilikum
10 g Champignon	1–2 Tomaten, in Scheiben
2 Knoblauchzehen	geschnitten

Das Rohr auf 180 Grad Celsius/Gas Stufe 4 vorwärmen.

Alles Fleisch, die grünen Paprikaschoten, Champignons und Knoblauch hacken. Gut durchmischen und Salz, Pfeffer und Basilikum beimengen. Die Mischung in eine feuerfeste Pastetenform oder in mehrere kleinere Formen füllen und mit Tomatenscheiben garnieren. Mit Folie gut zudecken und in eine größere, mit soviel heißem Wasser gefüllte Form stellen, daß das Wasser bis zur Hälfte der Pastetenform reicht. Zweieinhalb bis drei Stunden im Rohr backen. Wenn die Pastete ausgekühlt ist, mit einer neuen Folie zudecken, mit Gewichten beschweren und kalt stellen.

Diese Pastete eignet sich — serviert mit Buchweizenpfannkuchen, würzigem Reiskuchen und Salat oder würzigem Buchweizenzwieback — hervorragend als Imbiß oder Mittagessen zum Mitnehmen.

Lamm mit Rosmarin und Knoblauch

2 Portionen

30 g grüne Paprikaschote
1 große Knoblauchzehe, zerdrückt
2 EL Sonnenblumenöl
170—200 g kaltes, gekochtes
Lammfleisch, grob gehackt
3 TL Hirsemehl

30 g Naturreismiso, mit etwas Wasser
zu einer dicken Paste vermischt
1/4 TL getrocknetes Rosmarin
Salz und Pfeffer
Petersilie zum Garnieren

Grünen Pfeffer und Knoblauch in Öl braten. Das Fleisch zugeben, fünf Minuten weiterrösten. Das Hirsemehl, Miso, Rosmarin einrühren, nach Geschmack würzen. Zehn Minuten lang schwach kochen lassen, auf braunem Reis (Naturreis), garniert mit Petersilie, servieren.

Balkankoteletts

2 Portionen

4 EL Apfelsaft
1 EL Sonnenblumenöl
Salz und Pfeffer
1/8 TL getrockneter Thymian

2 Lammkoteletts
1/2 Knoblauchzehe, feingehackt
75 g Ziegen- oder Schafsjoghurt
1 TL Paprikapulver

Das Rohr auf 190 Grad Celsius/Gas Stufe 5 vorwärmen.

Apfelsaft, Öl, Salz, Pfeffer, Knoblauch und Thymian miteinander vermischen und die Koteletts darin 2—3 Stunden marinieren. Herausnehmen, in eine feuerfeste Form legen und mit Folie zudecken. Im Rohr 45—60 Minuten, oder bis die Koteletts durch sind, braten.

Den Saft entfetten und warmstellen.

Das Joghurt, vermischt mit dem Paprikapulver, über die Koteletts löffeln und diesmal nicht zugedeckt etwa 15 Minuten braten. Mit ein wenig Papika bestreuen und den Saft extra servieren.

Eierkürbis mit Fleisch

4 Portionen

225 g gehacktes Rindfleisch
1 kleine Aubergine, in Scheiben
geschnitten
1/3 mittelgroße grüne Paprikaschote,
klein geschnitten
4 Tomaten, klein geschnitten
120 g große Champignon, in

Scheiben geschnitten
Origano und Basilikum
Salz und Pfeffer
2 TL Tomatenmark
1/2 großer Eierkürbis
15 g Naturreismiso in
150 ml heißem Wasser aufgelöst

Einfache Forelle (oben, siehe Seite 67), Balkankoteletts (unten)

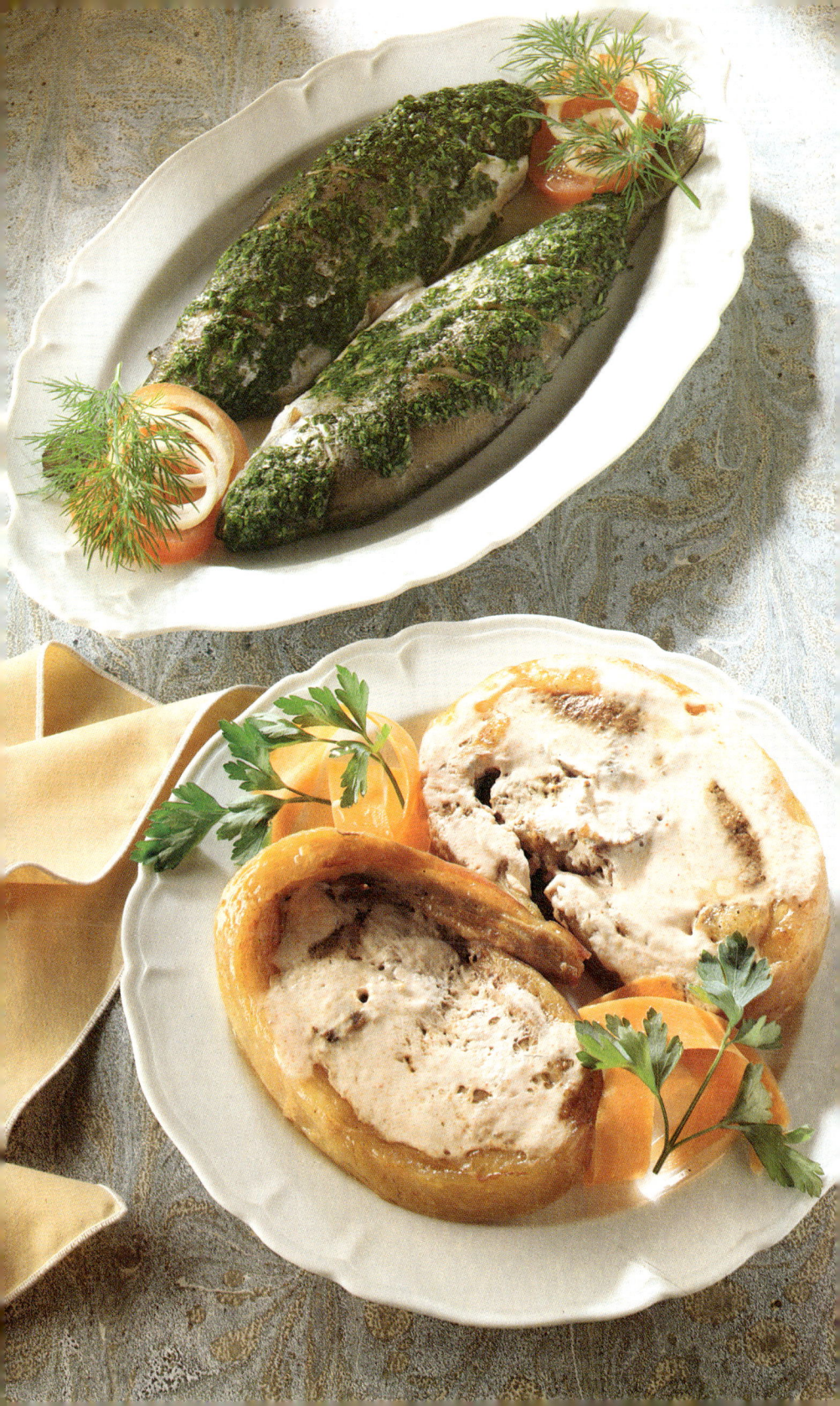

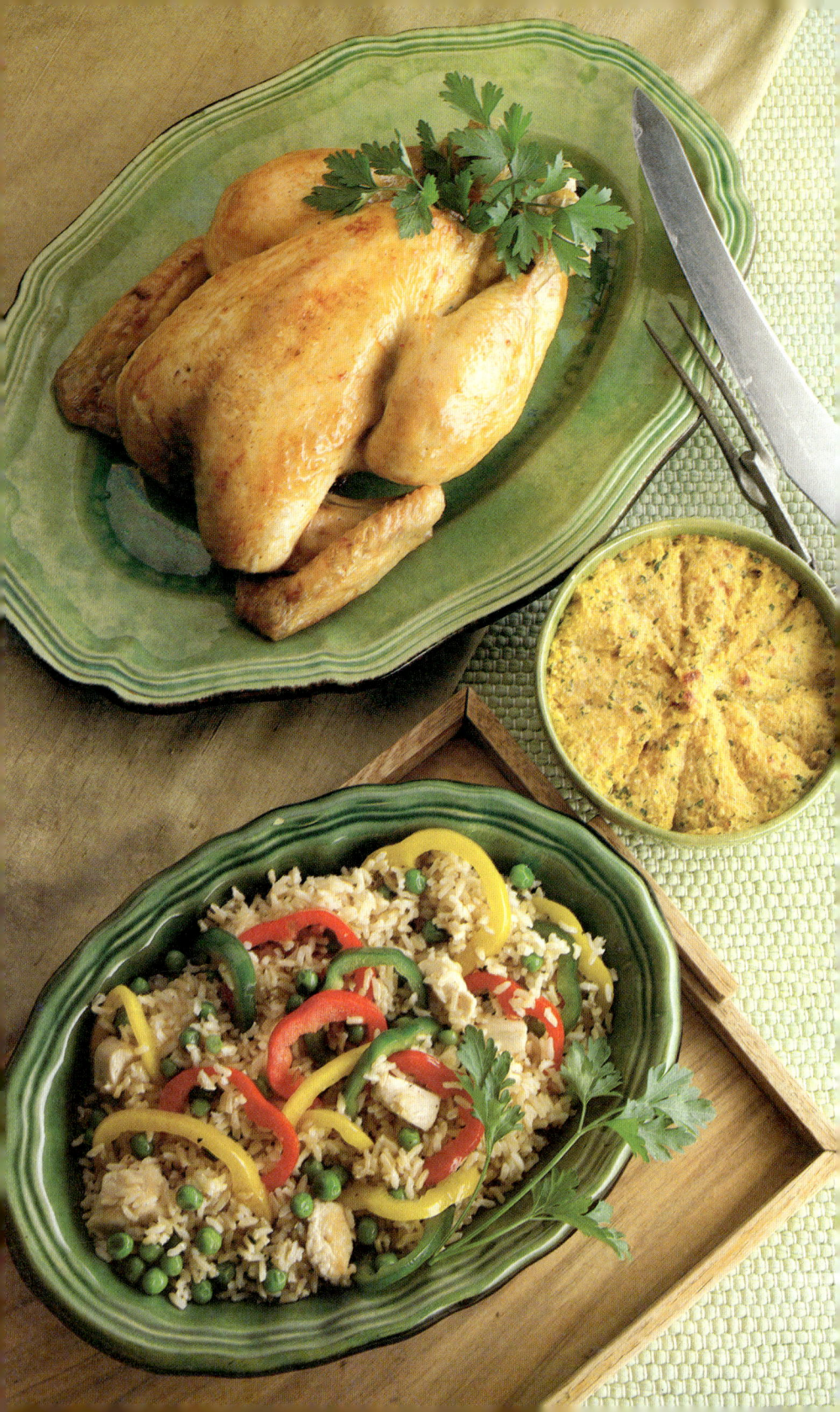

Eine Bratpfanne erhitzen und darin das gehackte Fleisch bräunen. Das Fleisch an den Rand schieben und die Auberginen, die grüne Paprikaschoten, Tomaten und Champignon in dem entstandenen Fett anbraten. Die Kräuter einstreuen, würzen und mit Tomatenmark verrühren.

Den Eierkürbis in dicke Scheiben schneiden, schälen und entkernen. Eine große, feuerfeste Kasserolle damit auslegen, die Fleischmischung in die Mitte der Kürbisscheiben legen und das Miso darübergießen. Gut zudecken und auf kleiner Flamme 45 Minuten leicht kochen, bis der Kürbis weich ist.

Haseneintopf

2 Portionen

340—450 g Hasenfleisch
2—4 Möhren/Karotten, geschält und
würfelig geschnitten
4 Pflaumen
4 oder 6 große Champignons, in
Scheiben geschnitten
250 g Kohlrüben oder Steckrüben,

geschält und würfelig geschnitten
30 g Naturreismiso, mit etwas Wasser
zu einer dicken Paste vermischt
1/4 TL gemischte Kräuter
Salz und Pfeffer
2—3 TL Hirsemehl

Das Rohr auf 180 Grad Celsius/Gas Stufe 4 vorwärmen.

Alle Zutaten in einen genügend großen Topf geben, mit 150 ml Wasser aufgießen und eineinviertel bis eineinhalb Stunden kochen.

Den Saft mit dem Hirsemehl verdicken und umrühren.

Eine weitere Viertelstunde leicht kochen lassen.

Nierentopf

2 Portionen

4 große oder 6 kleine Nieren
1/2 mittelgroße grüne Paprikaschote,
klein geschnitten
2 kleine Knoblauchzehen, zerdrückt
2 EL Sonnenblumenöl
4 mittelgroße Möhren/Karotten,
geschält und in Scheiben

geschnitten
4 Tomaten, in Viertel geschnitten
30 g Naturreismiso, mit etwas
Wasser zu einer dicken Paste
verarbeitet
Salz und Pfeffer
1 1/2 TL Hirsemehl (nach Belieben)

Die Nieren enthäuten, der Länge nach durchschneiden und das Mittelstück entfernen. Zuerst die grünen Paprikaschoten und den Knoblauch im Öl anbraten, dann die Möhren/Karotten und halbierten Nieren zugeben. Wenn alles angebräunt ist, Tomaten, Miso zugeben und mit 300 ml Wasser aufgießen. Nach Geschmack mit Salz und Pfeffer würzen. Auf kleiner Flamme 15 Minuten leicht kochen. Wenn nötig, den Saft mit etwas Mehl und kaltem Wasser zu einer Paste verrühren und verdicken. Gut umrühren, wieder in die Pfanne geben und weitere zwei Minuten kochen. Im Reisring servieren.

Brathuhn mit Süßkartoffelfülle (oben und Mitte, siehe Seite 74), Buntes Risotto (unten, siehe Seite 75).

GEFLÜGEL UND WILD

Brathuhn mit Süßkartoffelfülle

4 Portionen   (Siehe Foto Seite 72)

Fülle:
170 g gekochte Süßkartoffeln
30 g leicht gemahlene Hirse
etwas gehackte Petersilie
1/4 TL getrockneter Salbei
Salz und Pfeffer

Kuhmilchersatz
1 Brathuhn, etwa 2000 g
Salz und Pfeffer
Pflanzenöl (Sonnenblumen- oder
Distelöl

Die Süßkartoffel zerdrücken, mit der Hirse, den Kräutern, Salz und Pfeffer vermischen und gerade genug Kuhmilchersatz dazurühren, daß eine feste Mischung entsteht. In eine beölte, feuerfeste Form füllen und mit Folie zudecken.
    Das Rohr auf 200 Grad Celsius/Gas Stufe 6 vorwärmen.
    Das Hühnerklein entfernen und das Huhn innen und außen abreiben. Die Innenseite würzen, die Brustseite mit etwas Öl einreiben. In eine Bratpfanne legen und zehn Minuten ins heiße Rohr stellen. Dann die Hitze auf 180 Grad Celsius/Gas Stufe 4 herabsetzen und das Huhn mit Folie zudecken.
    Weitere 45—50 Minuten braten, dabei gelegentlich mit dem Saft begießen. Die feuerfeste Form mit der Fülle in den letzten 30 Minuten ins Rohr stellen.

Kräuterhühnchen

2 Portionen

1 1/2 EL feingehackte Petersilie
etwas feingehackter
Schnittlauch

15 g Margarine
2 Hühner
Salz und Pfeffer

Die Kräuter mit der Margarine vermischen. Die Haut an einer Stelle anheben und darauf achten, daß sie nicht zerrissen wird. Sorgfältig die Hälfte der Kräutermischung unter der Haut jeder Hühnerkeule reiben. Die andere Seite würzen und zuerst unter den Grill legen, dann auf die gefüllte Seite umdrehen (etwa zehn Minuten auf jeder Seite).

Buntes Risotto

2 Portionen   (Siehe Foto Seite 72)

150 g Naturreis
15 ml Sonnenblumenöl
1 Knoblauchzehe, zerdrückt
100 g gekochtes Huhn, klein
geschnitten
je 50 g grüne, rote und gelbe

Paprikaschote, würfelig geschnitten
30 g Champignon, in Scheiben
geschnitten
3 Tomaten, klein geschnitten
100 g tiefgekühlte Erbsen
Salz und Pfeffer

Den Reis kochen (siehe Seite 25).
  Während der Reis kocht, das Öl in einer Pfanne erhitzen und darin den Knoblauch, das Huhn, die Paprikaschoten und die Champignons anrösten. Wenn das Gemüse weich ist, Tomaten, Erbsen und etwas Wasser zugeben. Mit Salz und Pfeffer nach Geschmack würzen. Auf kleiner Flamme unter gelegentlichem Umrühren kochen. Wenn der Reis weich ist, zugeben und gut durchmischen.
  Mit Salat servieren.

Huhn nach Südseeart

2 Portionen

2 Portionen Huhn
Salz und Pfeffer
1 Knoblauchzehe, zerdrückt
1/8 TL getrocknete Rosmarin und
Ingwerpulver

180 ml ungezuckerter Ananassaft
1 1/2 TL Hirsemehl zum Eindicken
der Sauce
gehackte Petersilie zum
Garnieren

Das Rohr auf 180 Grad Celsius/Gas Stufe 4 vorwärmen.
  Das Huhn in eine Kasserolle legen, Salz, Pfeffer, Knoblauch und die Kräuter darüberstreuen und mit dem Saft aufgießen.
  Etwa dreiviertel Stunden in der zugedeckten Kasserolle braten. Die Hühnerteile herausnehmen und unter einem heißen Grill bräunen. In der Zwischenzeit das Hirsemehl mit etwas Wasser zu einer Paste verrühren, der Sauce beigeben und eine Minute auf kleiner Flamme eindicken lassen. Die Sauce über die Hühnerteile gießen und mit Petersilie bestreuen.
  Mit frischem grünen Gemüse oder Salat servieren.

Huhn mit Kichererbsen

2 Portionen

100 g Kichererbsen, über Nacht in
Wasser gequollen
30 g Naturreismiso in
300 ml Wasser aufgelöst
300 ml Apfelsaft
2 Knoblauchzehen, zerdrückt
1/4 TL getrockneter Rosmarin
2 Lorbeerblätter

1/8 TL Kreuzkümmel
225 g mageres Schweinefleisch,
würfelig geschnitten
2 Hühnerbeine
Salz und Pfeffer
2 EL Hirsemehl mit etwas Wasser zu
einer Paste vermischt

Die Kichererbsen abseihen und in genügend kochendem Wasser etwa eine Stunde (zehn Minuten im Druckkochtopf) kochen.

Sie sollen noch nicht ganz weich sein. Abseihen. Alle Zutaten außer dem Hirsemehl vermischen und eineinviertel bis eineinhalb Stunden kochen, oder 15 Minuten im Druckkochtopf. Den Saft mit der Hirsepaste eindicken und auf kleiner Flamme, unter ständigem Rühren, 5 Minuten kochen. Das Loorbeerblatt entfernen und servieren.

Zu diesem Gericht eignet sich besonders Spinat als Beilage.

Gewürzter Truthahn W M E

2 Portionen

60 g grüne Paprikaschote, grob geschnitten
45 g Champignon, gehackt
3 EL Sonnenblumenöl
2 Scheiben Truthahnfleisch
30 g Hirsemehl
1/8 TL Ingwerpulver

1/8 TL geriebene Muskatnuß
15 g Naturreismiso in
150 ml Wasser gelöst
60 ml Kuhmilchersatz
Salz und Pfeffer
geröstete Mandelsplitter zur
Garnierung

Die grüne Paprikaschote mit den Champignons in Öl anbraten, bis alles weich ist. An den Pfannenrand schieben und rasch das Hühnerfleisch anbraten, um die Fasern zu schließen. Das Hühnerfleisch herausnehmen und warmstellen. Hirse, Ingwerpulver und Muskatnuß auf die Gemüsemischung streuen, gut vermischen und eine Minute durchrösten. Langsam die Misomischung und die Milch einrühren. Das Hühnerfleisch zugeben und nachwürzen. Zugedeckt etwa 20—30 Minuten auf kleiner Flamme braten, bis das Hühnerfleisch weich ist.

Mit den gerösteten Mandelsplittern garnieren.

Indianisches Huhn mit Tomaten

★ W M E

2 Portionen

3 EL Sonnenblumenöl
4 Knoblauchzehen, zerdrückt (oder weniger, je nach Geschmack)
280 g rohes Hühnerfleisch, ohne Knochen, würfelig geschnitten
1 TL gemahlener Koriander
1 TL Kreuzkümmel

1/2 TL Gelbwurz
1/4 TL Cayennepfeffer
225 g Tomaten, geschält und grob geschnitten
90 ml Hühnerbrühe
(siehe Seite 79)
Salz

Das Öl in einer Pfanne erhitzen und den Knoblauch darin nicht zu stark bräunen. Das Hühnerfleisch beigeben, mit Koriander, Kreuzkümmel, Gelbwurz und Cayennepfeffer würzen. Unter ständigem Rühren eine Minute rasch anbraten. Die Tomaten hinzugeben und zerdrücken. Mit der Hühnerbrühe aufgießen und fünf Minuten auf kleiner Flamme schmoren, bis das Fleisch weich ist, dann nach Geschmack salzen.

Mit Reis oder Fladenbrot (siehe Seite 91) und Gewürzsauce (siehe Seite 86) servieren.

Anmerkung: Statt Huhn kann auch jede andere Fleischsorte verwendet werden.

Orientalisches Huhn

2 Portionen

150 g Naturreis	*60 g Okra, gehackt*
1 TL Tomatenmark	*15–30 ml Sonnenblumenöl*
2 Knoblauchzehen zerdrückt	*30 g Sultaninen*
2 Portionen Hühnerfleisch, ohne	*3 Tomaten, klein geschnitten*
Knochen und würfelig geschnitten	*1/4 TL Ingwerpulver*
1 grüne Chilischote, entkernt und	*Salz und Pfeffer*
fein gehackt	*Gurkenscheiben zur Garnierung*

Den Reis kochen (siehe Seite 25). Wenn er weich genug ist, das Tomatenmark einrühren.

Das Hühnerfleisch mit Chilischoten, Knoblauch und Okra im Öl anbraten. Wenn Huhn und Okra nahezu fertiggekocht sind, mit 150 ml Wasser aufgießen, Sultaninen, Tomaten, Ingwerpulver, Salz und Pfeffer hinzufügen. Auf kleiner Flamme fertigkochen.

Das Huhn im Reisring, garniert mit Gurkenscheiben, servieren. Als Beilage eignet sich Mangochutney (ohne Konservierungs- und Farbzusatz).

Hühnerleber mit Champignon

4 Portionen

340 g Hühnerleber	*6–8 Tomaten, geviertelt*
1 EL Sonnenblumenöl	*1 EL Tomatenmark, in 100 ml*
60 g grüne Paprikaschote, klein	*Wasser aufgelöst*
geschnitten	*1 TL getrocknete, gemischte Kräuter*
15 g grüne Chilischote, entkernt und	*Salz und Pfeffer*
gehackt	*130 g Champignons, in Scheiben*
2 Knoblauchzehen, zerdrückt	*geschnitten*
1 EL Grammehl	*150 ml Apfelsaft*

Von der Leber alle Fett- und Faserteile entfernen und grob hacken.

Das Öl in einer Pfanne erhitzen, die grüne Paprikaschote, Chilischoten und Knoblauch, bis alles weich ist, anrösten. Die Hühnerleber mit Mehl bestreuen. Das Gemüse an den Rand der Pfanne schieben und die Hühnerleber, bis sie leicht angebräunt ist, schnell braten.

Tomaten, das aufgelöste Tomatenmark, Kräuter, Salz und Pfeffer hinzufügen. Alles zum Kochen bringen und ohne Deckel 20 Minuten auf kleiner Flamme braten.

Die Champignons hinzufügen, mit Apfelsaft aufgießen und weitere 5—10 Minuten kochen.
Auf Buchweizenpfannkuchen anrichten (siehe Seite 45).

Truthahn mit Äpfeln und Kirschen

2 Portionen

2 Truthahnbrüste
15 ml Sonnenblumenöl
1 Knoblauchzehe, zerdrückt
1/3 mittelgroße grüne Paprikaschote,
klein geschnitten
3 TL Hirsemehl
30 g Naturreismiso, aufgelöst in

300 ml heißem Wasser
2 EL Apfelsaft
2 TL Johannisbeergelee
1 mittelgroßer Kochapfel,
geschält und klein geschnitten
100 g Kirschen, gewaschen und
entkernt
Salz und Pfeffer

Die Truthahnbrüste grillen.

Das Öl in einer großen Bratpfanne erhitzen und darin den Knoblauch und die grüne Paprikaschote eine Minute anrösten. Die Flamme herunterdrehen, das Mehl einrühren, nach einer Minute langsam die Misomischung darin verrühren. Mit Apfelsaft aufgießen und das Johannisbeergelee darunterrühren. Äpfel und Kirschen hinzufügen und mit Salz und Pfeffer würzen.

Die Hühnerstücke und den entstandenen Saft von der Grillpfanne in die Bratpfanne geben. Zudecken und auf kleiner Flamme 5—10 Minuten weiterbraten.

Wachteln

2 Portionen

2 Wachteln, gerupft und ausge-
nommen (oder tiefgekühlte Vögel)
30 g Margarine
60 kleingeschnittene Champignon
2 kleine Lorbeerblätter

1 1/2 EL Johannisbeergelee
6 Pfefferkörner
Salz und Pfeffer
2 EL Sojamehl
Wasserkresse zur Garnierung

Die Wachteln waschen und trocknen. In der Margarine braten, bis sie braun sind. Champignons, Lorbeerblatt, Johannisbeergelee, Pfefferkörner, Salz und Pfeffer hinzufügen und mit 600 ml Wasser aufgießen. Zudecken und bis zu eineinhalb Stunden auf sehr kleiner Flamme kochen, bis die Vögel weich sind.

Die Wachteln aus dem Topf nehmen. Das Sojamehl mit etwas Wasser zu einer Paste vermischen und in die Sauce einrühren. Weitere fünf Minuten eindicken lassen.

Die Wachteln mit Wasserkresse garnieren und mit der eingedickten Sauce und etwas Johannisbeergelee daneben servieren.

KLARE SUPPEN, TEIGE, SAUCEN UND SALATSAUCEN

Klare Suppen (Brühen)

Gemüsebrühe

Als guter Ersatz für klare Suppen eignet sich das Kochwasser jeder erlaubten Gemüsesorte.

Verwenden Sie Gemüsereste und äußere Blätter, zum Beispiel von Kohl oder Spinat. Waschen und im Kühlschrank in einem Plastiksack aufbewahren. Wenn Sie Brühe benötigen, hacken Sie das Gemüse, bedecken es etwas mit Salzwasser und kochen es auf kleiner Flamme etwa 15 Minuten, bis alle Vitamine, Mineralstoffe und das Aroma abgegeben sind. Die Flüssigkeit abseihen und auskühlen lassen.

Fleisch- und Hühnerbrühe

Jede Art Knochen vom Rind, Schwein, Kalb oder Geflügel eignen sich dazu. Die Knochen mit kaltem Salzwasser bedecken, zum Kochen bringen und auf kleiner Flamme drei Stunden kochen oder im Druckkochtopf 30 Minuten. Die Flüssigkeit abseihen, kaltstellen und dann das Fett abschöpfen.

Nicht benötigte Brühe kann im Kühlschrank aufbewahrt oder tiefgekühlt werden.

Bratensaft

Anstelle von den üblichen Saftzusätzen wie Würfel und ähnliches kann auch Gemüsepüree verwendet werden. Dieses Püree kann in größeren Mengen zubereitet und dann in kleinen Mengen für gelegentlichen Gebrauch eingefroren werden.

Beispiele

1. Rotkraut und Champignons, mit etwas Meersalz und schwarzem Pfeffer in ein wenig Margarine und Wasser weichgekocht, wird im Mixer püriert und ergibt einen kräftigen Saft.

2. Enthäutete Tomaten, Lauch, Basilikum, mit etwas Zucker weichgekocht und dann im Mixer püriert, ergibt eine süßliche Sauce, die sich ausgezeichnet für Lamm und gehackte Rindfleischgerichte eignet.

3. Möhren/Karotten, Sellerie und Lauch mit Petersilie weichgekocht und dann im Mixer püriert, ergibt einen hervorragenden Saft für Huhn, Truthahn oder Eigerichte.

Wenn Sie Saft, Saucen und Suppen einfärben wollen, verwenden sie karamelisierten Zucker (siehe unten).

Saftfarbe

Ergibt 150 ml

120 g Zucker *etwa 150 ml Wasser*

Den Zucker in 2 EL Wasser auflösen. Schnell kochen, bis die Flüssigkeit braun wird. Dann etwas Wasser zugeben und vorsichtig erhitzen, bis das Karamel sich auflöst. Genügend Wasser zugeben, bis ein dünner Sirup entsteht. Zum Kochen bringen, auskühlen lassen und fest verschließen. Zum Einfärben genügt eine kleine Menge.

Tahinisaft

Ergibt 300 ml

1 EL Öl *1 TL Naturreismiso, mit etwas*
1 EL Reismehl *Wasser zu einer dicken Paste*
1 1/2 TL Tahini *vermischt*

Das Öl in einer Pfanne erhitzen, Reismehl und Tahini zugeben und so lange rühren, bis eine dicke Paste entsteht. Langsam mit 300 ml Wasser aufgießen, Miso zugeben und zu einem dicken, braunen Saft vermischen. Für eine dunklere Färbung kann etwas selbstgemachte Saftfarbe verwendet werden.

Eignet sich hervorragend für Gemüsegerichte.

Backteig

Ergibt etwa 150 ml
(1)

120 g Reismehl *150 ml Kuhmilchersatz*
1/8 TL Meersalz *1 TL im Handel erhältliches*
1 EL Margarine, zerlassen oder *weizenfreies Backpulver*
1 EL Öl *(siehe Seite 89)*

Mehl und Salz sieben. Mit Margarine oder Öl und Milch zu einer breiigen Konsistenz vermischen und gut durchsieben. 30 Minuten rasten lassen.

Kurz vor dem Gebrauch das Backpulver einrühren.

Truthahn mit Äpfeln und Kirschen (unten, siehe Seite 78), Gemischter grüner Salat. Folgende Doppelseite: Erdbeereis (oben links, siehe Seite 106), Rhabarbercreme (oben rechts, siehe Seite 106), Aprikosengelee (unten links, siehe Seite 106), Ingwerbirnen (unten rechts, siehe Seite 109).

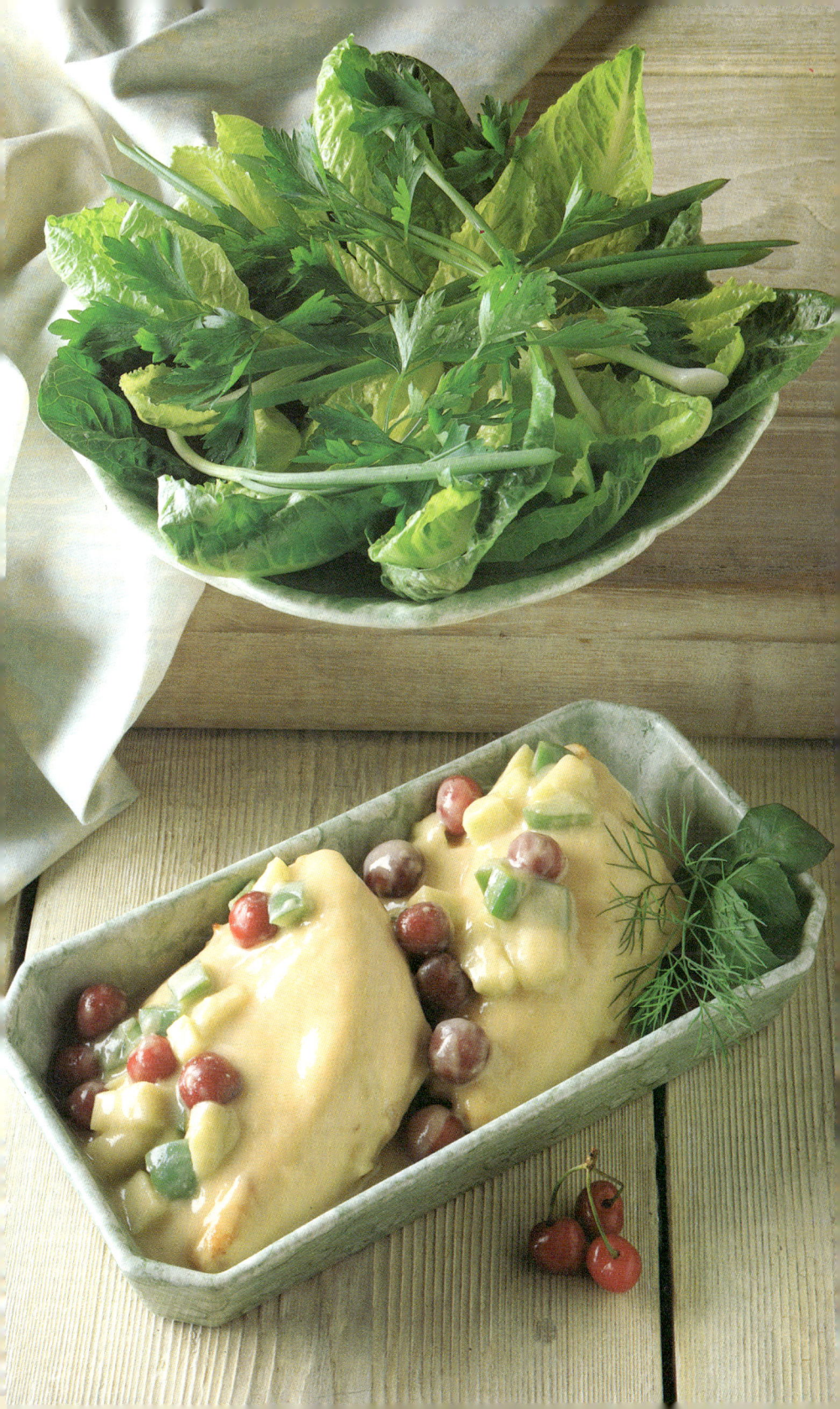

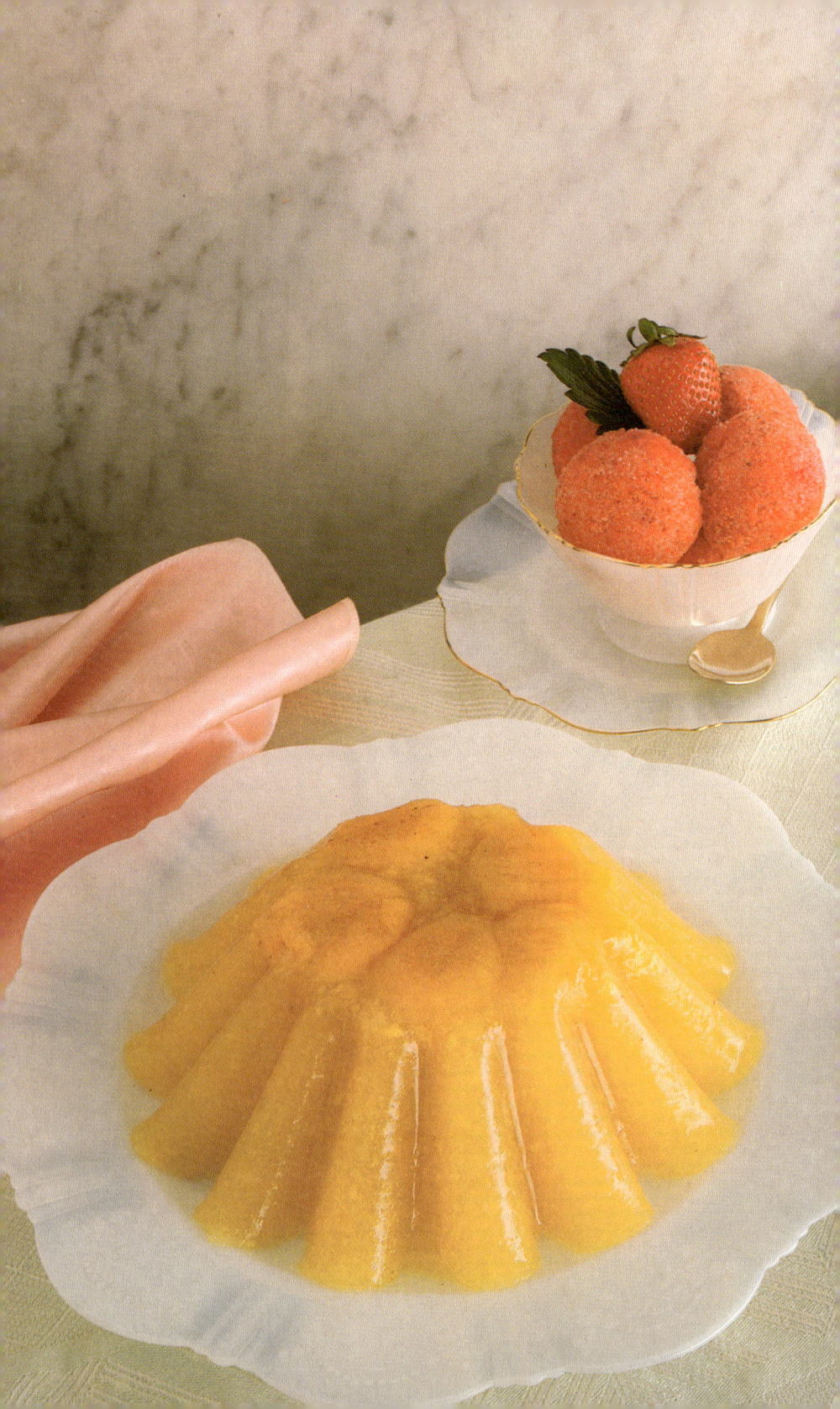

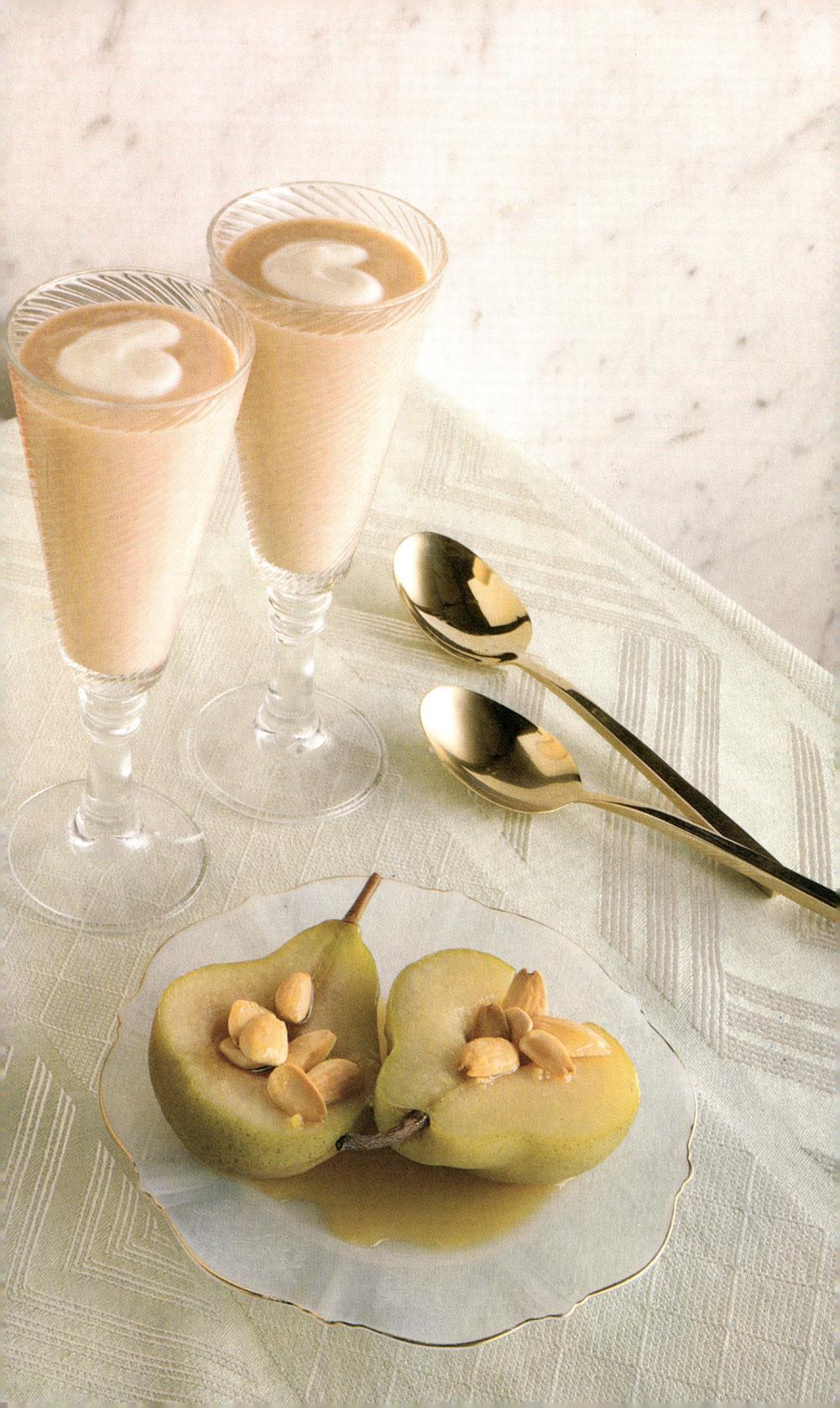

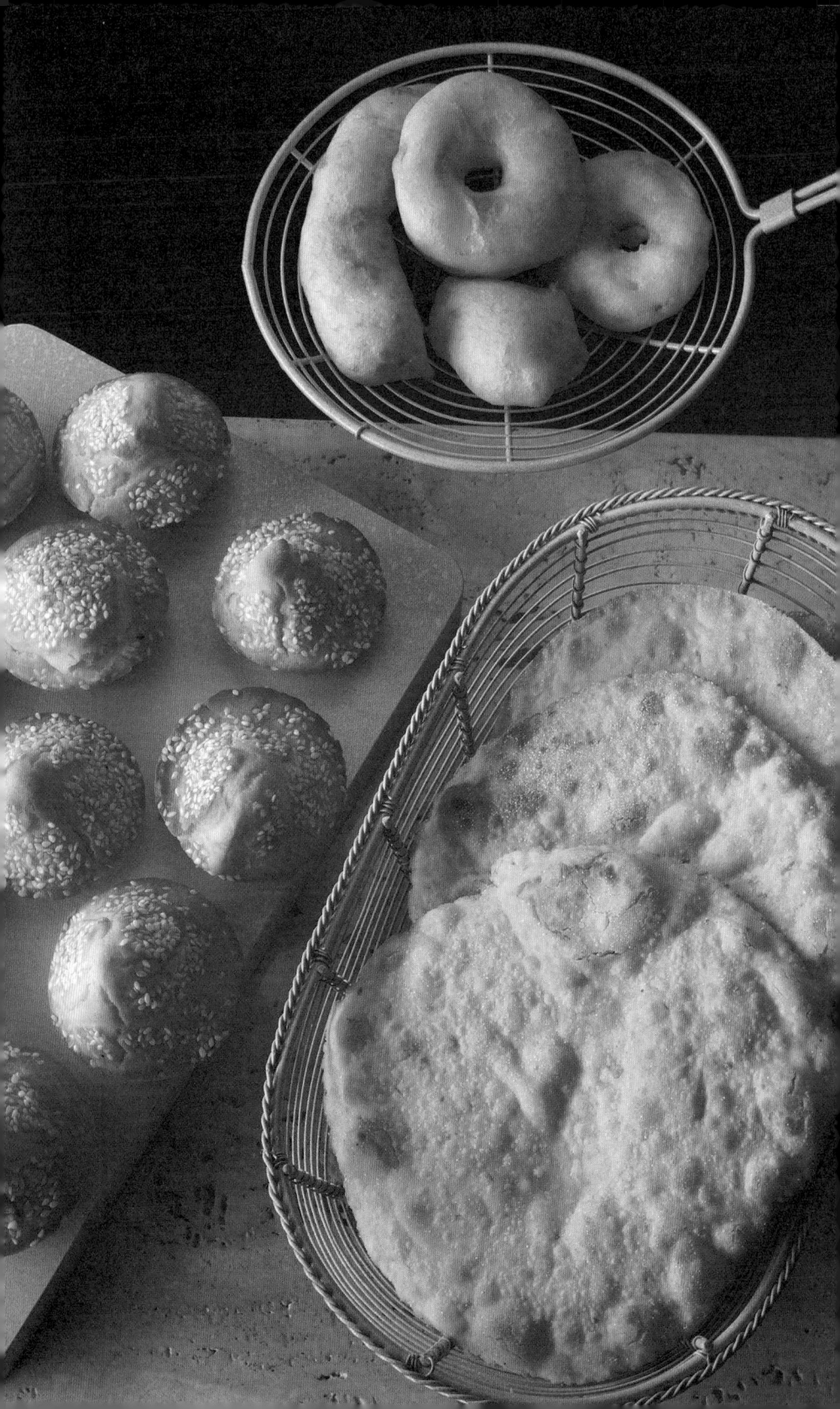

(2)

120 g Reismehl	*1 Ei*
1/8 TL Salz	*150 ml Kuhmilchersatz*

Mehl und Salz sieben. In der Mitte eine Vertiefung machen und das Ei und die Milch hinzufügen. Zu breiiger Konsistenz vermischen und gut durchschlagen. Vor dem Gebrauch 30 Minuten rasten lassen.

Anmerkung: Kann als Teig für Fisch oder gebackene Äpfel, Bananen oder Hawaiiananas verwendet werden.

Ein hervorragender Teig kann auch mit Grammehl zubereitet werden. Siehe Rezept von Gebackenem Gemüse (Seite 59) — die Gewürze können weggelassen werden.

Weiße Grundsauce

Ergibt etwa 60 ml

15 g Margarine	*60—90 ml Kuhmilchersatz*
15 g Sojamehl	*Salz und Pfeffer*

Die Margarine auf kleiner Flamme zergehen lassen, dann das Mehl gut einrühren und langsam zwei Minuten kochen.

Langsam den erwärmten Kuhmilchersatz unter ständigem Rühren, damit sich keine Klümpchen bilden, vermischen. Auf sehr kleiner Flamme zwei Minuten kochen (wenn die Sauce zu dick ist, noch etwas mehr Milch beifügen). Mit Salz und Pfeffer würzen, gut umrühren und servieren.

Tomatengrundsauce

Ergibt etwa 350 ml

450 g Tomaten	*1 Knoblauchzehe, zerdrückt*
1 EL Öl (Oliven-, Sonnenblumen-,	*Basilikum nach Geschmack*
Distel- oder Sojaöl)	*Salz und Pfeffer*

Kochendes Wasser über die Tomaten gießen und nach einer Minute abseihen. Dann in kaltes Wasser fallen lassen, abseihen und schälen. Die Tomaten klein schneiden und in eine Pfanne mit Öl, Knoblauch, Basilikum, Salz und Pfeffer geben. Auf schwacher Flamme 15 Minuten kochen. Auskühlen lassen und pürieren.

Vor dem Servieren wieder erwärmen.

Diese Sauce eignet sich hervorragend für Lamm, gehackte Rindfleischgerichte, Teigwaren, Pizza, Gemüse und Hülsenfrüchte. Kann tiefgefroren werden.

Gebackene Früchte (Banane, Hawaiiananas, Apfel, oben), Fladenbrot (unten rechts, siehe Seite 91), Brötchen (unten links, siehe Seite 90)

Tomatenketchup
 W

8 Portionen

3 EL Tomatenmark
3 EL Apfelsaft
1 EL Sojamehl

1 EL Sonnenblumenöl
Salz und Pfeffer
1/8 TL Chilipulver

Alle Zutaten miteinander vermischen und würzen.

Gewürzsauce
W

4 Portionen

450 ml Ziegen- oder Schafsjoghurt
2 mittelgroße Zwiebeln, fein gehackt,
oder eine halbe Gurke, würfelig
geschnitten
2 EL gehackte Pfefferminze

1/8 gemahlener Kreuzkümmel
1/8 TL Chilipulver
Salz und frisch gemahlener
schwarzer Pfeffer

Alle Zutaten zu einer weichen, cremigen Konsistenz verrühren. Wenn
erwünscht, kann auch etwas Knoblauch hinzugefügt werden.

Kann zu indianischen Gerichten wie Pakoras und Fladenbrötchen gereicht
werden.

Mayonnaise ohne Ei
W

Ergibt etwa 250 ml

1/2 TL Meersalz
1 TL Puderzucker
1 TL Senfpulver — weizenfrei
Pfeffer
1 EL Reismehl

1 TL Pfeilwurz
4 EL Öl (Sonnenblumen-, Distel-,
Oliven-, Sojaöl)
4 EL Essig
200 ml Kuhmilchersatz

Salz, Zucker, Senfpulver, Paprika, Mehl und Gelbwurz in einer Schüssel verrühren. Dann das Öl zugeben. Langsam den Essig zugießen, zum Schluß den
Kuhmilchersatz. Unter ständigem Rühren zum Kochen bringen und solange
kochen, bis die Sauce eingedickt ist. Auskühlen lassen und nachwürzen.

Salatsauce
 W M E

Gleiche Mengen Apfelsaft und Olivenöl vermischen, zu einer Emulsion verrühren. Mit wenig Zucker, Salz und Pfeffer abschmecken.

Joghurtsalatsauce

Ergibt etwa 150 ml

150 ml Ziegen- oder Schafsjoghurt
1 EL gehackte Pfefferminze oder
Schnittlauch

1 Knoblauchzehe, zerdrückt
Meersalz
Pfeffer

Alle Zutaten kurz vor dem Servieren gut miteinander vermischen.

Quarksalatsauce

1 Portion

2 TL Schafsquark
2 TL Sonnenblumenöl

Salz und Pfeffer
gemischte Kräuter nach Geschmack

Quark und Öl mit einem Löffelrücken vermischen. Salz, Pfeffer und die
Kräuter einrühren, dann mit Wasser zu einer Sauce verdünnen.
Sofort verwenden.

Käsesalatsauce

1 Portion

15 g Fetakäse
2 TL Sonnenblumenöl
2 TL Apfelsaft

Salz und Pfeffer
gehackter Schnittlauch

Mit einem Löffelrücken Käse und Öl vermischen. Apfelsaft, Salz, Pfeffer und
die Kräuter einrühren.
Sofort nach dem Verrühren auf grünem Salat verwenden.

Tahini-Salatsauce

Ergibt etwa 120 ml

1 1/2 TL Tahini
60 ml Öl
1 Knoblauchzehe, zerdrückt
1/2 TL Basilikum
1/2 TL Zucker

1/2 TL zerriebene Senfkörner
Naturreismiso — etwa 1/2 TL,
mit etwas Wasser zu einer
dicken Paste verrührt

Die ersten sechs Zutaten in einen Krug geben und gut verrühren. Miso
zugeben und nochmals durchmischen.

BROT UND GEBÄCK

Brotbacken

Viele Leser, die dieses Buch vor sich haben, werden wahrscheinlich gluten-freies Brot essen müssen. Vorerst einmal ist es wohl schwerer zu machen als gewöhnliches Brot, und deshalb stehen hier einige warnende Worte. Jedoch gibt es eine Menge schmackhafter glutenfreier Brote, die mit ein wenig Übung gut gelingen. Wir nennen einige, die, wir wir glauben, einen Versuch wert sind.

Hefe Es gibt sowohl frische als auch Trockenhefe. Frische Hefe, die in Folie oder Fettpapier gewickelt ist, hält sich an einem kühlen Ort vier bis fünf Tage, im Kühlschrank einen Monat oder im Tiefkühlschrank ein Jahr. Trockenhefe hält sich bis zu sechs Monaten, wenn sie an einem kühlen Ort aufbewahrt wird. Im Vergleich zu frischer Hefe wird nur die Hälfte der Trockenhefe benötigt, das heißt statt 30 g frischer Hefe sind 15 g Trockenhefe zu verwenden. Die Temperatur ist bei Hefemischungen sehr wichtig. Warme Flüssigkeit beschleunigt das Aufgehen; wenn aber kochendes Wasser verwendet wird, wird die Hefe abgetötet, und kaltes Wasser verlangsamt den Prozeß.

Das Gehen des Teiges Dieses hängt von der Temperatur der Mischung ab. Es kann 45—60 Minuten an einem warmen Ort, zwei Stunden bei Raumtemperatur dauern. Es ist deshalb besser, nach dem Aussehen des Teiges, statt nach der Uhrzeit zu urteilen. Die Mischung sollte vor dem Backen zu doppelter Menge aufgehen.

Teig Glutenfreie Brote haben eher die Konsistenz eines Kuchens als eines gewöhnlichen Brotes. Vor allem aus dem Grund, weil dem Mehl, das verwendet wird, Gluten fehlt, jenes Eiweiß, das die Elastizität und Struktur des normalen Brotes ausmacht.

Backen Brot wird in einem sehr heißen Ofen bei 230 Grad Celsius/Gas Stufe 8 gebacken, um die Hefewirkung zu stoppen. Die Brotbackform sollte nur bis zur Hälfte mit Teig gefüllt werden, um dem Teig genügend Raum zum Aufgehen zu lassen. Beim Backen entsteht eine goldbraune Kruste. Lassen Sie das Brot leicht auskühlen, bevor Sie es aus der Form nehmen.

Lagerung Glutenfreies Brot trocknet schnell aus. Heben Sie es deshalb für kurze Zeit in einem Plastiksack auf oder für längere Zeit im Tiefkühlschrank. Wenn das Brot vor dem Einfrieren geschnitten wird, können Sie bei Bedarf auch nur einige Scheiben auftauen.

Backpulver Es enthält Stärke wie Reismehl, Maismehl und meist Weizenmehl. Überprüfen Sie beim Kauf auf der Verpackung die Liste der Zutaten, um feststellen zu können, daß es für Sie geeignet ist. Weizenfreies Backpulver können Sie in den meisten Reformhäusern erhalten. Wenn sie jedoch keines finden, können Sie es auch selbst zubereiten.

Hausgemachtes, weizenfreies Backpulver

60 g Reismehl   *130 g Weinstein*
60 g Natron

Alle Zutaten mindestens dreimal durchsieben. In einem luftdicht verschlossenen Behälter an einem trockenen Ort aufbewahren.
Anmerkung: Die Rezepte in diesem Buch verwenden im Handel erhältliches weizenfreies Backpulver. Wenn Sie Ihr hausgemachtes Backpulver verwenden wollen, benötigen Sie etwas mehr, zum Beispiel, wenn in einem Rezept 2 TL Backpulver angegeben sind, verwenden Sie 3 TL hausgemachtes.

Zwieback

Glutenfreies Brot   *2 EL Honig*
300 ml Kuhmilchersatz

Glutenfreies Brot in 1 cm dicke Scheiben schneiden. Diese Scheiben dann in längliche Streifen schneiden, in die Milchmischung und Honig tauchen. In einem mittelheißen Rohr trocknen. Auskühlen lassen und in einem luftdicht verschlossenen Behälter aufbewahren. Dies ist eine gute Möglichkeit, altes Brot aufzubrauchen.

Einfaches Weißbrot
Ergibt einen 900 g Laib

30 g frische Hefe   *60 g Sojamehl*
oder 15 g Trockenhefe   *120 g Reismehl*
1 TL Zucker   *1 TL Salz*
30 g Margarine   *240 ml Kuhmilchersatz*
170 g Hirsemehl

Lesen Sie die Anmerkungen zu Beginn dieses Kapitels.
    Die Hefe in einer Mischung von 90 ml warmem Wasser und Zucker einstreuen. Die Mischung stehen lassen, bis sie moussiert (etwa 10—20 Minuten).
    Die in kleine Stückchen geschnittene Margarine hinzugeben, dann das gesiebte Mehl, Salz und Kuhmilchersatz. Die Mischung so lange rühren, bis sie weich und cremig wird.
    Den Teig zudecken und an einem warmen Ort aufgehen lassen. Das Rohr auf 230 Grad Celsius/Gas Stufe 8 vorwärmen. Die Mischung in eine gut ausgefettete 900 g Brotform geben und 30 Minuten backen.

Graubrot

Ergibt einen 900 g Leib

30 g frische Hefe oder
15 g Trockenhefe
1 TL Zucker
30 g Margarine
170 g Buchweizenmehl

170 g Kartoffelmehl
1 TL Johannisbrotkernmehl
1 TL Salz
180 ml Kuhmilchersatz
1 Ei

Lesen Sie die Anmerkung zu Beginn dieses Kapitels.

Die Hefe in eine Mischung von 90 ml warmem Wasser und Zucker einstreuen. Die Mischung stehen lassen, bis sie moussiert (etwa 10—20 Minuten).

Die in kleine Stücke geschnittene Margarine hinzugeben, dann das gesiebte Mehl, Salz, Kuhmilchersatz und Ei. Die Mischung solange verarbeiten, bis sie weich ist. Die Schüssel zudecken und an einem warmen Ort aufgehen lassen. Das Rohr auf 230 Grad Celsius/Gas Stufe 8 vorwärmen. Den Teig in eine gut ausgefettete 900 g Brotform geben und 30 Minuten backen.

Kartoffel- und Reismehlbrot

Ergibt einen 450 g Laib

15 g frische Hefe oder 7 g Trockenhefe
1/2 TL Zucker
85 g Kartoffelmehl

85 g Reismehl
1/2 TL Salz
15 g Margarine

Lesen Sie die Anmerkungen zu Beginn dieses Kapitels (Seite 88)

Hefe mit Zucker und 180 ml warmem Wasser vermischen. 10—20 Minuten stehen lassen, bis es moussiert. Mehl und Salz miteinander durchsieben. Die in kleine Stücke geschnittene Margarine und die Hefemischung zugeben. Gut durchmischen. Die Schüssel zudecken und an einem warmen Ort aufgehen lassen.

Das Rohr auf 230 Grad Celsius/Gas Stufe 8 vorwärmen. Die Mischung in eine 450 g befettete Brotform geben und 30 Minuten backen.

Anmerkung: Für einen glutenfreien und milchfreien Brotlaib das Wasser auf 150 ml reduzieren und 1 Ei zur gleichen Zeit wie die Hefemischung zum Mehl geben.

Brötchen

Ergibt 9 Brötchen

15 g frische Hefe oder
7 g Trockenhefe
1/2 TL Zucker
15 g Margarine
60 g Kartoffelmehl

60 g Reismehl
60 g Sojamehl
1/2 TL Salz
1 Ei
Sesamsamen

Lesen Sie die Anmerkungen zu Beginn dieses Kapitels (Seite 88).

Hefe mit Zucker und 150 ml warmem Wasser vermischen. 10—20 Minuten stehen lassen, bis die Mischung moussiert.

Die in kleine Stücke geschnittene Margarine, das gesiebte Mehl, das Salz und das Ei zugeben. Die Mischung solange verarbeiten, bis sie weich und cremig ist. Die Schüssel zudecken und an einem warmen Ort aufgehen lassen. Das Rohr auf 230 Grad Celsius/Gas Stufe 8 vorwärmen. Den Teig in ausgefettete, kleine runde Formen füllen und mit Sesamsamen bestreuen. 15 Minuten im Rohr backen.

Reismehlbrot

Ergibt einen 900 g Laib

150 ml Sonnenblumen-, Distel- oder Sojaöl
170 g Puderzucker
3 große Eier, verrührt

250 g Reismehl
2 TL im Handel erhältliches, weizenfreies Backpulver (siehe Seite 89)
1–2 EL Kuhmilchersatz

Das Rohr auf 180 Grad Celsius/Gas Stufe 4 vorwärmen.
Eine Brotform ausfetten. Das Öl mit dem Zucker verrühren. Langsam nacheinander die Eier damit vermischen, dann das gesiebte Mehl und das Backpulver dazugeben. Den Kuhmilchersatz hinzufügen, um der Mischung eine leicht flüssige Konsistenz zu geben. Gut durchmischen.
In eine vorbereitete Form gießen und eine bis eineinhalb Stunden backen. In der Form auskühlen lassen und dann stürzen.

Fladenbrot

Ergibt 4—6 Stück

2 TL Öl und Öl zum Herausbacken
120 g Grammehl oder anderes erlaubtes Mehl
1/4 TL Salz
etwas Reismehl
und entweder:

1/8 TL Chilipulver (oder nach Geschmack)
1 TL Kreuzkümmel
oder: eine Mischung gehackter, gemischter Kräuter, zum Beispiel Petersilie, Schnittlauch

2 TL Öl in das Mehl einrühren, dann Salz, Gewürze und Kräuter beifügen. Mit etwa 60 ml Wasser zu einem Teig verarbeiten. Zu 4 oder 6 Kugeln formen und auf einem mit Reismehl bestreuten Brett flach ausrollen. In etwas Öl auf beiden Seiten in der Pfanne bräunen. Heiß servieren.

Fruchtplätzchen

Ergibt 12—15 Stück

225 g Sago oder Reismehl
2 TL im Handel erhältliches, weizenfreies Backpulver (siehe Seite 89)
60 g Margarine

60 g Zucker
60 g getrocknete Früchte
1 Ei
60 ml Kuhmilchersatz

Das Rohr auf 230 Grad Celsius/Gas Stufe 8 vorwärmen. Das Mehl zusammen mit dem Backpulver seihen und die Margarine einarbeiten. Den Zucker sowie die getrockneten Früchte zugeben und mit dem leicht verrührten Ei und der Milch zu einem weichen Teig verarbeiten.

Mit einem Kaffeelöffel den Teig auf ein befettetes Backblech aufbringen, leicht mit verrührtem Teig oder Milch bestreichen und 14—20 Minuten backen.

Teekuchen mit Äpfeln und Nüssen   W   M

Ergibt einen 900 g Laib

120 g Kartoffelmehl	120 g Puderzucker
120 g Reismehl	2 große Eier
1 EL im Handel erhältliches	1 EL heller Sirup oder Honig
glutenfreies Backpulver (siehe Seite 89)	120 g Sultaninen
1/8 TL Salz	60 g kleingehackte Walnüsse
1 gestrichener TL gemischte Gewürze	1 Kochapfel, geschält, entkernt und
120 g Margarine	kleingehackt

Das Rohr auf 160 Grad Celsius/Gas Stufe 3 vorwärmen.

Eine 900-Gramm-Kuchenform ausfetten und den Boden mit befettetem Back-Papier belegen.

Mehl, Backpulver, Salz und gemischte Gewürze durchsieben. Margarine mit dem Zucker schaumig rühren, dann ein Ei, den Sirup und 1 EL Mehlmischung beigeben. Das zweite Ei dazurühren und das restliche Mehl sowie die Sultaninen, Walnüsse und Äpfel. Die Mischung in die Form gießen und die Oberfläche gleichmäßig verstreichen. Eine bis eineinhalb Stunden backen.

Nach dem Auskühlen aus der Form nehmen und mit Puderzucker bestreuen.

Gesalzener Mürbteig   ★ W M E

Für eine 18 cm Durchmesser runde Form

120 g Grammehl oder anderes	60 g Margarine
erlaubtes Mehl	1/8 TL Salz

Das Mehl mit dem Salz vermischen. Die in kleine Stücke geschnittene Margarine in das Mehl einarbeiten, bis eine bröckelige Konsistenz entsteht. Etwas Wasser zugeben und mit einem runden Messer die Mischung durchschneiden, bis sie klebrig wird. Danach mit der Hand einige Sekunden kurz durchkneten. Den Teig auf einer mit Grammehl bestreuten Oberfläche in einer Richtung ausrollen.

Bei 220 Grad Celsius/Gas Stufe 7 und 15—20 Minuten backen. Nach Belieben verwenden.

Teekuchen mit Äpfeln und Nüssen (oben), Birnen-Carob-Kuchen (Mitte links, siehe Seite 99), Pflaumenkuchen (Mitte rechts, siehe Seite 96)

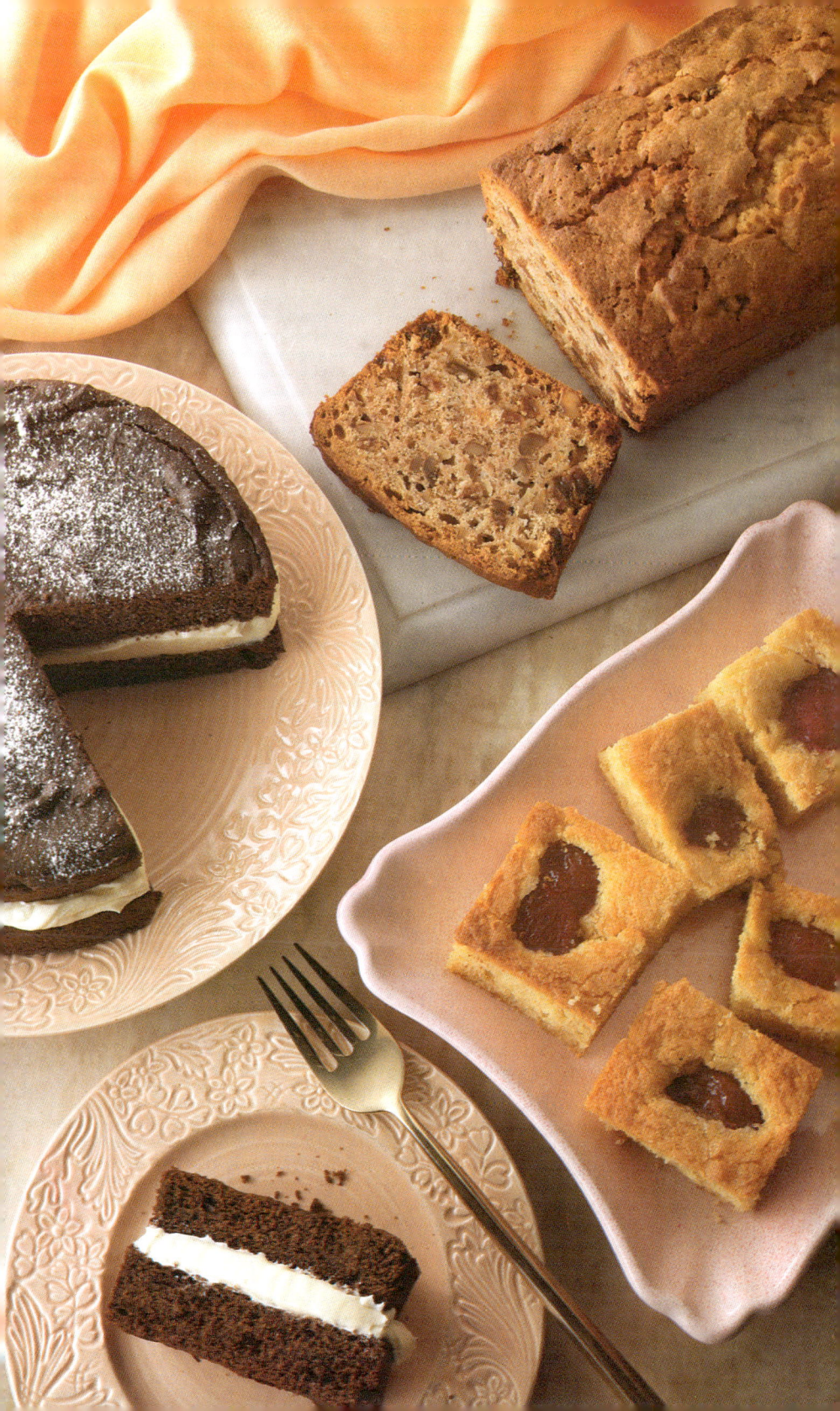

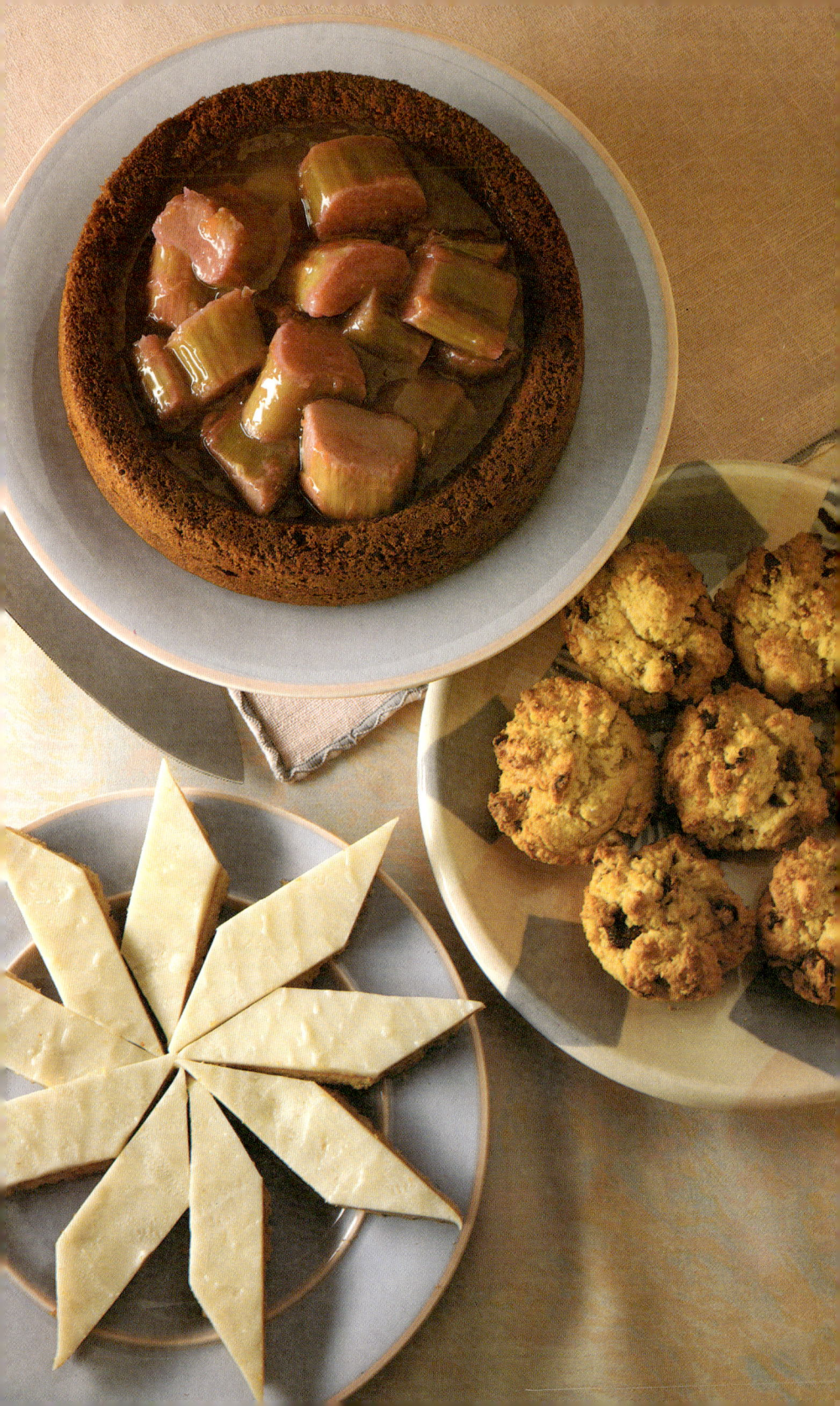

Süßer Mürbteig

Für eine 18 cm Durchmesser runde Form

120 g Grammehl oder anderes   60 g Puderzucker
erlaubtes Mehl   60 g Margarine

Die trockenen Zutaten miteinander durchsieben und die Margarine einarbeiten. Langsam 4 TL kaltes Wasser dazurühren, bis eine geeignete Konsistenz zum Ausrollen entsteht.
   Bei 220 Grad Celsius/Gas Stufe 7 im Rohr backen.
   Nach Belieben verwenden.

Buchweizenteig

Für zwei 18 cm Durchmesser runde Formen

150 g Margarine   120 g Reismehl
1/8 TL Salz   1 TL Weinstein
120 g Buchweizenmehl   1/2 TL Natron

Die Margarine kalt aus dem Kühlschrank verwenden. Zusammen mit 1 bis 1 1/2 TL Wasser, Salz und einem Drittel des durchgesiebten Mehles in einer Schüssel mischen. Das restliche Mehl, Weinstein und Natron beigeben und weich kneten. Wenn nötig, noch etwas Wasser zugeben. Dünn auf einer mit Reismehl bestreuten Oberfläche ausrollen. Bei 220 Grad Celsius/Gas Stufe 7 im Rohr backen. Eignet sich sowohl für süße als auch für salzige Fülle.

Früchteflan (oben, siehe Seite 107), Hirse-Dattel-Kugeln (Mitte, siehe Seite 100), Knusprige Ingwerecken (unten, siehe Seite 102)

KUCHEN UND BACKWERK

Pflaumenkuchen

4 Portionen

(Siehe Foto Seite 93)

120 g Margarine
100 g Puderzucker
1 mittelgroßes Ei
30 g Kartoffelmehl
60 g gemahlener Reis

30 g Sojamehl
1/2 TL im Handel erhältliches,
weizenfreies Backpulver
(siehe Seite 89)
8 Pflaumen

Das Rohr auf 180 Grad Celsius/Gas Stufe 4 vorwärmen.

Die Margarine mit dem Zucker cremig rühren, dann das Ei dazugeben. Das gesiebte Mehl und Backpulver einarbeiten. Die Mischung auf eine bemehlte, 18 cm quadratische Form streichen.

Die Pflaumen halbieren und entkernen. Die Hälften auf die Mischung legen und eindrücken. Mit dem restlichen Puderzucker bestreuen.

35—40 Minuten (oder bis sich der Teig fest anfühlt) backen.

Noch heiß in Quadrate schneiden und mit Ziegen- oder Schafsjoghurt servieren, oder kalt als Kuchen.

Anmerkung: Statt Pflaumen können auch getrocknete Aprikosen (gequollen und gekocht) verwendet werden.

Würziger Honigkuchen

85 g klarer Honig
120 g Reismehl
60 g Kartoffelmehl
60 g Sojamehl
1 gestrichener TL Ingwerpulver
1 gestrichener TL gemahlener Zimt
1/4 TL gemahlene Nelken
85 g Puderzucker
feingeriebene Schale einer kleinen
Orange
feingeriebene Schale einer kleinen

Zitrone
120 g Margarine
1 großes Ei, verrührt
1 gestrichener TL Natron,
in 3 EL Wasser aufgelöst
60 g gemischte kandierte
Zitrusschalen, fein gehackt
Glasur:
120 g Puderzucker
1 1/2 EL Zitronensaft
2 EL warmes Wasser

Das Rohr auf 160 Grad Celsius/Gas Stufe 3 vorwärmen. Auf der Waage eine Tasse wiegen und dann den Honig zugeben. Die Tasse in einen Topf mit leicht kochendem Wasser stellen und den Honig erwärmen. Das Mehl und die Gewürze in einer großen Schüssel miteinander durchsieben, dann den Zucker und die Zitronen- und Orangenschale zugeben. Die kleingeschnittene Margarine beifügen und in das Mehl einarbeiten, bis die Mischung bröckelig wird. Mit einer großen Gabel das Ei daruntermischen, dann den Honig und schließlich die Natronwasser-mischung. Kräftig durcharbeiten, bis die Mischung weich ist.

Die kandierten Zitrusschalen zugeben und den Teig in ein 18 cm bemehlte, rechteckige Form füllen. 45 Minuten backen. Vor dem Stürzen auf einem Backrost auskühlen lassen.

Die Glasur zubereiten und über den ausgekühlten Kuchen streichen.

Sandtorte

3 Eier
85 g Puderzucker
85 g Sagomehl
1 TL im Handel erhältliches,
weizenfreies Backpulver (siehe Seite 89)

Fülle:
gekochte Äpfel,
Nußcreme (siehe Seite 110),
Marmelade oder jede andere
erlaubte Fülle

Das Rohr auf 180 Grad Celsius/Gas Stufe 4 vorwärmen.

Zwei 18 cm Durchmesser runde Tortenformen ausfetten. Eier und Zucker im Wasserbad rühren, bis sie dick und cremig sind. Das durchgesiebte Mehl und Back-pulver dazumischen. In die zwei Formen aufteilen und, bis der Teig goldgelb ist, etwa 20 Minuten im Rohr backen. Auskühlen lassen, dann auf einen Teil die gewünschte Fülle streichen und mit dem zweiten Teil belegen.

Anmerkung: Statt Sagomehl kann auch Reismehl verwendet werden.

Ingwerbrot

170 g Reismehl
2 TL Ingwerpulver
1 TL gemischte Gewürze
1/2 TL Natron
1 1/2 TL im Handel erhältliches
weizenfreies Backpulver
(siehe Seite 89)

120 ml heller Sirup
30 ml Sonnenblumen-, Distel- oder
Sojaöl
30 g Puderzucker
2 EL Kuhmilchersatz
1 gestrichener EL dunkler Sirup
1 verrührtes Ei

Das Rohr auf 180 Grad Celsius/Gas Stufe 4 vorwärmen.

Mehl, Ingwerpulver, gemischte Gewürze, Natron und Backpulver in eine Schüssel sieben. In der Mitte eine Vertiefung machen. In einem Topf den Sirup, das Öl und den Zucker auf kleiner Flamme erwärmen. In die Mehlmischung gießen. Milch, dunklen Sirup und das Ei dazugeben und alles verrühren, bis ein weicher Teig entsteht. In eine ausgefettete 15 cm runde Form füllen und eine Stunde backen. Auf einen Backrost stürzen und auskühlen lassen.

Reiskuchen

120 g Margarine	geriebene Schale 1 Zitrone
120 g Puderzucker	Saft 1/2 Zitrone
2 Eier	1/2 TL Natron, mit
120 g gemahlener Reis	1 TL Kuhmilchersatz vermischt
60 g Kartoffelmehl	

Das Rohr auf 180 Grad Celsius/Gas Stufe 4 vorwärmen.

Margarine und Zucker cremig rühren und 1 Ei zugeben. Die Mehlsorten miteinander vermischen und 1 TL davon in die Ei-Zucker-Creme geben. Das zweite Ei sowie die Zitronenschale zugeben und gut durchmischen. Dann das restliche Mehl und den Zitronensaft vermischen. Schließlich das aufgelöste Natron gut einarbeiten. In eine ausgefettete 18 cm runde Kuchenform geben und eineinhalb Stunden backen.

Schneekuchen

120 g Margarine	225 g Kartoffelmehl
120 g Puderzucker	1 TL im Handel erhältliches
2 Eier	weizenfreies Backpulver (siehe Seite 89)

Das Rohr auf 160 Grad Celsius/Gas Stufe 3 vorwärmen.

Margarine und Zucker cremig rühren, dann die Eier und das Kartoffelmehl zugeben und das Backpulver einrühren. 10 Minuten kräftig durchrühren.

In eine flache 18 x 28 cm große, ausgefettete und leicht bemehlte Backform gießen, jedoch nur bis 1 cm unterhalb des Randes einfüllen. 30 Minuten backen. Auskühlen lassen und dann stürzen. Mit Glasur (Zitronengeschmack eignet sich am besten) überziehen und in längliche Stücke schneiden.

Buchweizenkuchen

150 ml flüssiger Honig	170 g Buchweizenmehl
150 ml Sonnenblumenöl	4 1/2 TL im Handel erhältliches
2 Eier	weizenfreies Backpulver (siehe Seite 89)

Das Rohr auf 160 Grad Celsius/Gas Stufe 3 vorwärmen.

Eine 18 cm quadratische Kuchenform ausfetten und mit Mehl bestäuben.

Honig, Öl und Eier vermischen. Mehl und Backpulver mindestens zweimal durchsieben und dann in die Honigmischung einrühren. In die vorbereitete Form füllen und 50—60 Minuten backen.

Carob(Johannisbrot)kuchen

150 ml flüssiger Honig	4 1/2 TL im Handel erhältliches
150 ml Sonnenblumenöl	weizenfreies Backpulver
170 g Carob (Johannisbrotkernmehl)	(siehe Seite 89)

Das Rohr auf 160 Grad Celsius/Gas Stufe 3 vorwärmen.

Honig, Öl und Eier miteinander vermischen. Mehl und Backpulver mindestens zweimal durchsieben und dann in die Honigmischung einrühren.

In zwei vorbereitete 18 cm Durchmesser große Formen füllen und eine Stunde backen.

Auskühlen lassen und entweder mit Zuckerglasur, die mit Margarine und, wenn nötig, mit etwas Kuhmilchersatz cremig gerührt wird, bestreichen. Auch hausgemachte oder konservierungsfreie, im Handel erhältliche Marmelade kann verwendet werden. Die beiden Teile aufeinander legen.

Früchtekuchen aus Buchweizen

120 g Reismehl
120 g Buchweizenmehl
120 g Margarine
120 g brauner Zucker
2 TL im Handel erhältliches
Weizenfreies Backpulver

(siehe Seite 89)
120 g Sultaninen und Rosinen,
gemischt
60 g gehackte Datteln
Kuhmilchersatz
zum Mischen

Das Rohr auf 180 Grad Celsius/Gas Stufe 4 vorwärmen.

Das Mehl in eine Schüssel sieben, dann die Margarine dazuverarbeiten, bis alles bröckelig ist. Zucker, Backpulver, getrocknete Früchte und genügend Kuhmilchersatz beigeben, bis ein steifer Teig entsteht.

In eine ausgefettete, 15 Zentimeter Durchmesser große Form füllen und eine Stunde backen.

Birnen-Carob-Kuchen

120 g Margarine
150 g Reismehl
30 g Carob
(Johannisbrotkernmehl)
85 g Sojamehl
120 g brauner Zucker
2 Birnen, gekocht, erkaltet und

püriert
1–2 EL Kuhmilchersatz
1 gestrichener TL Natron in
2 TL Wasser gelöst
Fülle:
60 g Margarine
85 g Puderzucker

Das Rohr auf 180 Grad Celsius/Gas Stufe 4 vorwärmen.

Die Margarine in das Mehl einarbeiten, dann den Zucker zugeben und kräftig durchmischen. In die Mitte der Mischung eine Vertiefung drücken und langsam die Birnen und den Kuhmilchersatz einrühren, bis das Mehl alles aufgenommen hat. Der Teig soll leicht breiig sein. Natron hinzufügen und die Mischung solange durchrühren, bis sie weich und flaumig ist. Dieses Stadium ist sehr wichtig, denn wenn der Teig nicht genügend gerührt ist, geht der Kuchen nicht auf und schmeckt nicht.

Sofort in zwei 18 Zentimeter Durchmesser große bemehlte Kuchenformen füllen und 25 bis 30 Minuten backen.

Für die Fülle die Margarine cremig rühren und langsam Zucker zugeben. Wenn der Kuchen erkaltet ist, den einen Teil mit Creme bestreichen, die zweite Hälfte daraufgeben.

Apfelkuchen W M

450 g Kochäpfel	60 g Sojamehl
170 g Margarine	2 TL im Handel erhältliches
225 g Puderzucker	weizenfreies Backpulver
2 große Eier	(siehe Seite 89)
120 g Kartoffelmehl	1/8 TL Salz
60 g Reismehl	gemahlener Zimt nach Geschmack

Das Rohr auf 180 Grad Celsius/Gas Stufe 4 vorwärmen.
Die Äpfel schälen, entkernen und in Scheiben schneiden. Auf kleiner Flamme in 30 Gramm Margarine kochen, bis sie halbweich sind. Vom Feuer nehmen.
Die restliche Margarine zusammen mit dem Zucker cremig rühren. Dann die Eier in die Mischung einrühren. Das gesiebte Mehl mit Backpulver und Salz vermischen. Die Hälfte des Teiges in eine befettete, 23 cm Durchmesser runde Kuchenform füllen, darauf die Apfelscheiben darauflegen und mit Zimt bestreuen. Mit dem restlichen Teig auffüllen und eineinhalb Stunden im Rohr backen.
In der Form leicht auskühlen lassen. Nach dem Erkalten mit Puderzucker bestreuen.

Hirse-Dattel-Kugeln W M

Ergibt 12—16 Brötchen

225 g Hirsemehl	60 ml Kuhmilchersatz
4 TL im Handel erhältliches weizen-	2 Eier
freies Backpulver (siehe Seite 89)	60 g Zucker
60 g Margarine	120 g Datteln, gehackt

Das Rohr auf 220 Grad Celsius/Gas Stufe 7 vorwärmen.
Das Mehl mit dem Backpulver sieben und die Margarine einarbeiten. Den Kuhmilchersatz, die Eier, Zucker und Datteln miteinander vermischen und mit dem Mehl zu steifer Konsistenz verrühren. In ausgefettete, kleine Formen füllen und 15 bis 20 Minuten backen.
Alternative: Nehmen Sie anstelle der Datteln eine der folgenden Zutaten.
Johannisbrötchen: 200 g Hirsemehl und 30 g Johannisbrotkernmehl verwenden.
Kokosbrötchen: 60 g Kokosflocken in den Teig mischen.
Ingwerbrötchen: 2 TL Ingwerpulver in den Teig mischen.
Kümmelbrötchen: 1 1/2 TL Kümmel in den Teig mischen.

Knusperreisküchlein ★

Ergibt 20—24 Küchlein

2 EL Honig oder	30 g brauner Zucker
heller Sirup	etwa 30 g Puffreis

Den Honig mit dem Zucker erwärmen, bis der Zucker aufgelöst ist. Genügend Puffreis einrühren, bis aller Honig aufgenommen ist. In Papierformen füllen, auskühlen und hart werden lassen.

Bemerkung: Es können gehackte Datteln oder 2 TL Carob/(Johannisbrotkernmehl) beigegeben werden.

Gewürzter Buchweizenzwieback

★ W M E

100 g Buchweizenmehl
1/8 TL Salz
1 1/2 TL im Handel erhältliches wei-

zenfreies Backpulver (siehe Seite 89)
30 g Margarine
60 ml Kuhmilchersatz

Das Rohr auf 190 Grad Celsius/Gas Stufe 5 vorwärmen.

Mehl, Backpulver und Salz mindestens zweimal durchsieben, dann die Margarine einarbeiten. In der Mitte der Mischung eine Vertiefung machen und langsam die Milch zugießen, dabei rühren, damit ein weicher Teig entsteht. Auf eine bemehlte Oberfläche geben und 1 cm dick ausrollen. Mit einer runden Form ausstechen, auf ein befettetes Backblech legen und 10 bis 15 Minuten backen.

Für kleine Imbisse besonders gut geeignet.

Buchweizen- und Reisschnitten

★ W M E

Ergibt 15—20 Stück

150 g Margarine
120 g Reismehl
120 g Buchweizenmehl

1/8 TL Salz
1 TL Weinstein
1/2 TL Natron

Das Rohr auf 180 Grad Celsius/Gas Stufe 4 vorwärmen.

In einer Rührschüssel die Margarine mit einem bis eineinhalb TL Wasser, Salz und ein Drittel des Mehls vermischen (die Margarine sollte kalt aus dem Kühlschrank verarbeitet werden). Mit dem restlichen Mehl, Weinstein und Natron zu einem weichen Teig verarbeiten. Wenn nötig, mehr Wasser zugeben. Auf einer bemehlten Oberfläche dünn ausrollen. In Vierecke schneiden und auf ein befettetes Backblech legen. Etwa eine halbe Stunde backen, bis sie braun sind.

Schmecken hervorragend mit Ziegenkäse.

Mürbteigkekse

★ W   E

Ergibt 8—10 Stück

85 g Sojamehl
85 g Reismehl
60 g Puder- oder Kristallzucker

100 g Margarine
30 ML Kuhmilchersatz

Das Rohr auf 160 Grad Celsius/Gas Stufe 3 vorwärmen.
Eine 18 cm quadratische oder runde Form ausfetten.
Soja- und Reismehl miteinander vermischen und mit dem Zucker durch-
sieben. Zuerst die Margarine und dann den Kuhmilchersatz einarbeiten.
Leicht zu einem Teig vermischen und bis 1 Zentimeter unterhalb des Randes
in die Form füllen. Mit der Gabel die Oberfläche mehrmals einstechen. 45
Minuten im Rohr backen.

Kastanienmürbkuchen

Ergibt 10—15 Portionen

60 g Kastanienmehl
85 g gemahlener Reis
geriebene Schale 1 Zitrone

Zimt und Backgewürze nach
Geschmack
1 1/2 TL Fructose
1 EL Distelöl

Das Rohr auf 180 Grad Celsius/Gas Stufe 4 vorwärmen.
Alle Zutaten miteinander vermischen, wobei das Öl mit den Fingern einge-
rieben werden soll. Einen leichten Teig formen und in eine ausgefettete 20 cm
quadratische oder runde Form bis 1 Zentimeter unterhalb des Randes einfüllen. Mit der Gabel die Oberfläche mehrmals einstechen. 20 Minuten im
Rohr backen.

Glasierte Ingwernüsse
Ergibt 12—16 Stück

30 g Margarine
30 g weicher brauner Zucker
60 g heller Sirup
60 g Sojamehl
30 g Reismehl

1 EL im Handel erhältliches, weizen-
freies Backpulver (siehe Seite 89)
1/2 TL Weinstein
1/2 TL gemahlener Ingwer
Glasur

Das Rohr auf 180 Grad Celsius/Gas Stufe 4 vorwärmen.
Die Margarine in einer Pfanne auf schwacher Flamme zergehen lassen und
den Sirup und Zucker einrühren. Die trockenen Zutaten durchsieben und
schließlich ein zweites Mal in die Sirup-Zucker-Mischung sieben. Zu einer
festen Paste verrühren. Jeweils einen kleinen Löffel voll Teig nehmen und in
der Hand zu einem weichen Ball (Walnußgröße) formen, dann flachdrücken
und auf ein befettes Backblech legen. 15 bis 17 Minuten im Rohr backen.
Auskühlen lassen und dann glasieren.

Knusprige Ingwerecken

(Siehe Foto Seite 94)

120 g Margarine
120 g Zucker
60 g Sojamehl

150 g Kartoffelmehl
1 TL gemahlener Ingwer
1 TL im Handel erhältliches,

weizenfreies Backpulver
(siehe Seite 89)
Glasur
60 g Margarine

170 g Puderzucker
2 TL gemahlener Ingwer
4 TL Honig

Das Rohr auf 190 Grad Celsius/Gas Stufe 5 vorwärmen.
Die Margarine und den Zucker miteinander cremig rühren. Mehl, Ingwer und Backpulver hineinsieben und alles gut durchkneten.
Flach ausrollen und in eine befettete niedrige, rechteckige Form (23 x 28 cm) füllen.
25 Minuten backen und dann auskühlen lassen. Alle Zutaten für die Glasur in einem kleinen Topf zergehen lassen. Mit einem befeuchteten, runden Messer aufstreichen.
Bevor die Glasur ganz erkaltet ist, in beliebige Stücke schneiden.

Rosinenkekse
Ergibt 16 Stück

30 g Margarine
30 g Zucker
2 EL heller Sirup
120 g Reismehl

1 TL im Handel erhältliches, weizenfreies Backpulver (siehe Seite 89)
1 TL Weinstein
30 g Rosinen

Das Rohr auf 180 Grad Celsius/Gas Stufe 4 vorwärmen.
Die Margarine in einer Pfanne auf schwacher Hitze zergehen lassen. Den Zucker und den hellen Sirup einrühren, bis sie aufgelöst sind. Alle trockenen Zutaten vermengen und in die Pfanne schieben. Zu einer dicken Paste verrühren und dabei die Rosinen gleichmäßig verteilen. Mit einem kleinen Löffel Teig entnehmen und solange in der Hand rollen, bis er weich ist — etwa in der Größe einer Walnuß. Flachdrücken und in größeren Abständen auf einem gut befetteten Blech verteilen.
15 bis 20 Minuten im Rohr backen und dann auskühlen lassen. Am besten schmecken sie, wenn sie innerhalb von 48 Stunden gegessen werden.

Hirseflockenkekse

120 g Margarine
60 g Zucker

1 EL flüssiger Honig
170 g Hirseflocken

Das Rohr auf 180 Grad Celsius/Gas Stufe 4 vorwärmen.
Die Margarine mit dem Zucker cremig rühren. Honig und Hirseflocken zugeben und gut mischen.
Auf ein befettetes 20 Zentimeter großes Backblech auftragen und 15 Minuten backen.
In Vierecke schneiden und vor dem Herausnehmen ganz auskühlen lassen.

Knusperreis

W M

Ergibt 12—16 kleine Stücke

45 g Puffreis	*60 g Kristallzucker*
2 Eiweiß	*Reispapier*
1 1/2 TL klarer Honig	

Das Rohr auf 190 Grad Celsius/Gas Stufe 5 vorwärmen.
Das Reispapier auf ein Backblech auflegen. Den Puffreis mit einem Nudelholz zerdrücken. Das Eiweiß sehr steif rühren, den Honig zugeben und den Zucker und den Puffreis leicht untermischen. Mit einem Löffel auf dem Reispapier verteilen. 20 bis 25 Minuten backen.

Carobkekse

W M

120 g Margarine	*30 g Carob (Johannisbrotkernmehl)*
75 g Kristallzucker	*2 EL Öl*
200 g Reismehl	*1 Ei*

Das Rohr auf 180 Grad Celsius/Gas Stufe 4 vorwärmen.
Die Margarine und 60 g Zucker miteinander verrühren. Das gesiebte Mehl, Öl und das Ei einarbeiten und gut durchkneten.
1/2 Zentimeter dick ausrollen und in Formen schneiden. Jedes Stück mit einer Gabel mehrmals anstechen und auf ein Backblech legen, das eingeölt und mit Reismehl bestäubt ist. Etwa 15 Minuten backen, bis sie fest und knusprig sind. Während sie noch warm sind, mit dem restlichen Kristallzucker bestreuen. Erst vollständig ausgekühlt vom Backblech entfernen.

OBST UND PUDDINGS

Sommerfruchtdessert

★ W

4 Portionen

1—2 Nektarinen	*Johannisbeeren, entstielt*
1—2 Pfirsiche	*225 g Himbeeren oder Erdbeeren*
225 g rote oder schwarze	*Zucker nach Geschmack*

Die Johannisbeeren in zwei Eßlöffel Wasser leicht kochen und nach Geschmack süßen. Auskühlen lassen.
Die Nektarinen und Pfirsiche waschen und in Viertel schneiden.
Die Beeren waschen.
Alles miteinander vermischen und vor dem Servieren kaltstellen.
Mürbteigkekse sind eine gute Ergänzung für dieses Fruchtdessert (siehe Seite 101).

Fruchtsalat fürs ganze Jahr ⋆ W M E

4—6 Portionen

1/2 Hawaiiananas	*120 g frische oder tiefgekühlte*
1–2 Bananen	*Himbeeren oder Erdbeeren*
1 Eßapfel wie zum Beispiel	*340 g Stachelbeeren,*
Coxorange, Granny Smith,	*frisch oder aus der Dose*
Golddelicius	*Zucker (nach Belieben)*

Die Hawaiiananas schälen und in größere Stücke schneiden. Dabei alle Schalenteile entfernen und den Fruchtsaft auffangen. Die Bananen schälen und in kleine Stücke schneiden. Die Äpfel entkernen und in Scheiben schneiden. Alle Früchte miteinander vermischen und nach Geschmack süßen. Vor dem Servieren kaltstellen.

Kompott aus getrockneten Früchten ⋆ W M E

6 Portionen

30 g Zucker	*zum Beispiel Apfelscheiben, Pfirsiche,*
1 Stange (5—8 cm) Zimt	*Aprikosen, Pflaumen, Birnen und*
450 g gemischte getrocknete Früchte,	*Sultaninen*

Den Zucker in 600 ml Wasser auf kleiner Flamme auflösen. Die Zimtstange hinzugeben. Die getrockneten Früchte in eine Schüssel geben und den Sirup darübergießen. Zudecken und über Nacht einsaugen lassen.

Wenn die eingeweichten Früchte nicht weich sind, in einen Topf geben und einige Minuten leicht kochen lassen. Kalt mit Joghurt servieren.

Fruchtgelee ⋆ W M E

4 Portionen

22 g Gelatine	*zum Beispiel Apfelsaft oder*
600 ml ungesüßter Fruchtsaft,	*Hawaiiananassaft*

Die Gelatine in 90 ml leicht erwärmtem Fruchtsaft auflösen, dann den restlichen Saft dazugeben. In eine befeuchtete Form füllen und, bis alles fest ist, kaltstellen.

Anmerkungen: Dieses Gelee kann auch mit gesüßtem Kuhmilchersatz zubereitet werden. Die Gelatine in 4 Eßlöffel mäßig warmem Wasser auflösen. Dann die Mischung mit 600 ml Kuhmilchersatz, der erwärmt wird, aber nicht kocht, einrühren. Dem Milchersatz kann auch Vanille beigegeben werden.

Erdbeereis

4—6 Portionen   (Siehe Foto Seite 82)

★ W M E

280 g Erbeeren, frisch oder   *30 g Zucker*
tiefgekühlt   *15 g Gelatine (Pulver)*

Die Erdbeeren zusammen mit dem Zucker pürieren. Die Gelatine in 250 ml warmem Wasser auflösen und mit den Früchten vermischen. In den Tiefkühlschrank oder in ein Tiefkühlfach stellen. Wenn die Mischung halb gefroren ist, nochmals gut durchrühren, möglichst mit einem elektrischen Rührgerät, und dann festfrieren lassen.

Rhabarbercreme

2 Portionen

★ W M E

30 g Margarine   *30 g brauner Zucker*
225 g Rhabarber   *200 ml Ziegen- oder Schafsjoghurt*

Die Margarine in einer Pfanne zergehen lassen. Den Rhabarber und den Zucker beigeben und weichkochen. Dann den Rhabarber mit dem Joghurt pürieren. Vor dem Servieren kaltstellen.

Aprikosengelee

4 Portionen   (Siehe Foto Seite 82)

★ W M E

130 g getrocknete Aprikosen   *1 Päckchen Gelatine (Pulver),*
2 EL Kristallzucker   *etwa 15 g*

Kochendes Wasser über 100 g Aprikosen gießen und mehrere Stunden ziehen lassen. Abseihen und nachspülen. In 60 ml Wasser zehn Minuten (oder bis die Aprikosen weich sind) kochen. Abseihen, die Früchte pürieren und den Zucker einrühren. Die Gelatine in 90 ml sehr heißem Wasser auflösen und kräftig durchrühren. Mit 300 ml kaltem Wasser aufgießen und in das Aprikosenpüree einrühren.

Die restlichen trockenen Aprikosen auf dem Boden einer befeuchteten Form auflegen und sorgfältig in die Fruchtmischung eingießen. Im Kühlschrank etwa drei Stunden setzen lassen.

Joghurtdessert

1 Portion

W M E

1 EL Honig   *gehackte Mandeln zum Bestreuen,*
100 g Schafsjoghurt   *oder frische Früchte*

Den Boden einer kleinen Form mit dem Honig bedecken und Joghurt daraufgießen. Mit Nüssen oder Früchten garnieren. Dieses Dessert kann leicht als kleiner Imbiß auch zur Arbeit mitgenommen werden.

Pfirsichreis

6 Portionen   (Siehe Foto Seite 191)

600 g runden Reis
600 ml Kuhmilchersatz
60 g Kristallzucker
1 Dose Pfirsiche (ohne

Konservierungsmittel)
oder 3 frische Pfirsiche
30 g Pfeilwurz

Den Reis waschen und mit dem Kuhmilchersatz kochen, bis er dick und cremig ist. Auskühlen lassen und dann den Zucker zugeben.

Den Reis in 6 Servierschalen aufteilen. Wenn Dosenpfirsiche verwendet werden, abtropfen lassen und eine Pfirsichhälfte in eine Schüssel legen. Den Saft mit Pfeilwurz verdicken. Wenn frische Pfirsiche verwendet werden, enthäuten, halbieren und in jede Schüssel eine Hälfte legen. Die Pfeilwurz mit 300 ml Flüssigkeit (zum Beispiel Apfelsaft) anrühren. Die Pfeilwurzsauce über die Früchte gießen und setzen lassen.

Reispudding

4 Portionen

85 g Reisflocken   *45 g Kristallzucker*
600 ml Kuhmilchersatz

Die Reisflocken in den fast kochenden Kuhmilchersatz gießen und mit einem Deckel zudecken. Auf kleiner Flamme 10 bis 15 Minuten weichwerden lassen, bis die Milch beinahe aufgenommen ist. Mit dem Zucker süßen. Rasch in eine kalte und feuchte Form gießen. Nach zwei Stunden, wenn der Reis festgeworden ist, stürzen.

Mit gekochten Früchten servieren.

Früchteflan

4—5 Portionen   (Siehe Foto Seite 94)

1 Ei
75 ml Honig
75 ml Sonnenblumenöl
85 g Buchweizenmehl
2 1/2 TL im Handel erhältliches,
weizenfreies Backpulver
(siehe Seite 89)

350 g Rhabarber oder
andere erlaubte Früchte
2—3 EL Zucker
1 Päckchen Gelatine (etwa 15 g)
Apfelscheiben zur Garnierung

Das Rohr auf 160 Grad Celsius/Gas Stufe 3 vorwärmen.

Das Ei, den Honig und das Distelöl miteinander vermischen. Das Buchweizenmehl und das Backpulver dazusieben, gut miteinander vermengen und in eine 18 cm Durchmesser ausgefettete Backform füllen. 30 bis 35 Minuten backen.

In der Zwischenzeit den Rhabarber (oder andere Früchte) mit dem Zucker und möglichst wenig Wasser kochen.

Die Gelatine mit 150 ml sehr heißem Wasser vermischen. Wenn sie vollständig aufgelöst ist, weitere 150 ml kaltes Wasser zugießen. Den Rhabarber mit dem Saft einrühren und in einer Schüssel kaltwerden lassen. Wenn die Mischung fast fest ist, auf den Flanboden aufstreichen und vor dem Servieren mit Apfelscheiben dekorieren.

Krachende Karamelfrüchte ★ W M E
4 Portionen

4 Dessertäpfel — *genügend Zucker zum*
2 Bananen — *Bedecken der Früchte*
halbierte, entkernte dunkle Trauben

Die Äpfel schälen und entkernen. In etwas Wasser weich kochen. Wenn nötig zerdrücken und in kleine, ofenfeste Formen gießen. Mit in Scheiben geschnittenen Bananen zudecken und mit den halbierten Weintrauben dekorieren.

Mit Zucker bestreuen und unter einen heißen Grill stellen, bis der Zucker geschmolzen ist, oder im heißen Rohr zehn Minuten backen.

Gefüllte Bratäpfel ★ W M E
4 Portionen

4 Kochäpfel — Fülle
1 EL Honig — *Datteln, Honig und*
gemahlene Nelken oder Zimt
oder Rosinen und brauner Zucker

Das Rohr auf 200 Grad Celsius/Gas Stufe 6 vorwärmen.

Die Äpfel entkernen und in der Mitte des Apfels die Schale einmal durchschneiden.

Gewünschte Fülle in die Mitte einfüllen und in eine Backform stellen.

5 ml Wasser und 1 Eßlöffel Honig in die Form füllen. Im Rohr backen, bis die Äpfel weich sind.

Heiß oder kalt servieren.

Gebratene Bananen ★ W M E
4 Portionen   (Siehe Foto Seite 111)

4 Bananen — *60—85 g brauner Zucker*
45 g Margarine

Das Rohr auf 180 Grad Celsius/Gas Stufe 4 vorwärmen.

Die Bananen schälen und eine feuerfeste Form damit auslegen. Mit 2 Eßlöffel Wasser besprühen. Jede Banane mit einigen Margarineflocken belegen und Zucker darüberstreuen. 30 Minuten backen.

Mit Ziegen- oder Schafsjoghurt oder auch Nußcreme (siehe Seite 110) servieren.

Ingwerbirnen

  [E]

2 Portionen

(Siehe Foto Seite 83)

2 Birnen
15 g frische Ingwerwurzel
geschält und fein gehackt

1 EL Zucker
blanchierte Mandeln

Die Birne der Länge nach halbieren und sorgfältig entkernen. Auf dem Boden mit der durchgeschnittenen Seite nach oben in einen mittelgroßen Topf legen, 60 ml Wasser darübergießen und ein Viertel des Ingwers hineinstreuen. Zugedeckt bei schwacher Hitze leicht kochen lassen, bis die Birnen beinahe weich sind. Sorgfältig herausnehmen, in eine Servierschale legen und warm halten. Zu dem Saft im Topf den restlichen Ingwer fügen, mit 150 ml Wasser aufgießen und den Zucker hinzugeben. 5 Minuten leicht kochen lassen, dann abseihen. Die Birnen mit den Mandeln dekorieren und die heiße Ingwersauce separat servieren.

Früchtestreusel

4 Portionen

60 g gemahlener Reis und
60 g Reismehl
oder 120 g Sagomehl
oder 60 g Reismehl und
60 g Sojamehl

mit 60 g Margarine
60 g brauner Zucker
450 g Früchte,
zum Beispiel
Äpfel, Birnen, Pflaumen

Die Margarine mit dem Mehl vermischen, bis alles bröckelig ist. Dann den Zucker damit vermengen.

Die Früchte waschen und schneiden, eine feuerfeste Form damit auslegen und, wenn nötig, etwas Zucker darüberstreuen.

Die Mehlbröckchen über die Früchte gleichmäßig verteilen und im Rohr bei 190 Grad Celsius/Gas Stufe 5 backen, bis der Streusel braun ist.

Hirsefrüchte

4 Portionen

60 g Margarine
60 g weicher, brauner Zucker
120 g Hirseflocken
450 g Äpfel und Sultaninen

mit Zimt oder
Pflaumen mit Zucker oder
Rhabarber mit Datteln oder
Bananen mit Feigen

Die Margarine mit dem Zucker vermischen. Die Hirseflocken dazumischen. Eine feuerfeste Form mit den Früchten auslegen, die Hirsemischung darüberstreuen und im Rohr bei 190 Grad Celsius/Gas Stufe 5 backen, bis sie braun sind.

Nußcreme

2 Portionen

60 g gemischte Nüsse

Die Nüsse entweder im Mixer oder in einer Kaffeemühle fein mahlen. Mit ausreichend Wasser vermischen, so daß sich eine Creme bildet.

Die Creme auf Früchten, Salaten oder Gemüse verwenden.

Anmerkung: Wenn verschiedene Nußsorten verwendet werden, ist der Geschmack der Creme vielfältiger.

Melassebonbons

Ergibt 250 Gramm

150 g Zucker	*1 1/2 TL dunkle Melasse*
30 g Margarine	*1 1/2 TL heller Sirup*
1/8 TL Weinstein	

Den Zucker in 50 ml Wasser in einer schweren Pfanne über mäßiger Hitze auflösen. Die übrigen Zutaten beigeben und zum Kochen bringen. Die Mischung nicht umrühren. Bei 130 Grad Celsius kochen (wenn ein Tropfen der Masse in kaltem Wasser Fäden zieht, die hart, aber nicht brüchig sind). In eine ausgefettete Form gießen. Auskühlen lassen, dann in Würfel schneiden.

Cremige Pfefferminzen

Ergibt 60 Stück

450 g Kristallzucker	*Pfefferminzessenz*
1/8 TL Doppelweinstein	*nach Geschmack*

150 ml Wasser und den Zucker in einen Aluminiumtopf mit schwerem Boden geben und langsam erhitzen, bis der Zucker aufgelöst ist. Zum Kochen bringen, den Weinstein hinzufügen und die Mischung bis 190 Grad Celsius weiterkochen lassen. Zur Überprüfung der Temperatur entweder ein Thermometer benützen oder solange warten, bis ein Spritzer der Mischung — in sehr kaltes Wasser geworfen — einen weichen Ball formt, der flach wird, wenn man ihn aus dem Wasser nimmt.

Die Mischung in eine kalte, große flache und feuerfeste Form gießen oder auf ein Marmorbrett. Mit einer Spachtel oder einem hölzernen Löffel bearbeiten, während nach Belieben die Pfefferminzessenz beigegeben wird. Die Mischung wird langsam undurchsichtig und fest.

Mit ganz sauberen Händen, damit sich die Mischung nicht verfärbt, zu einer festen Konsistenz verkneten. 2,5 cm dick rund ausrollen und in 1/2 cm große Stücke schneiden.

Gebratene Banane mit Nußcreme (oben, siehe Seite 108 und oben),
Cremige Pfefferminzen (Mitte), Pfirsichreis (unten, siehe Seite 107)

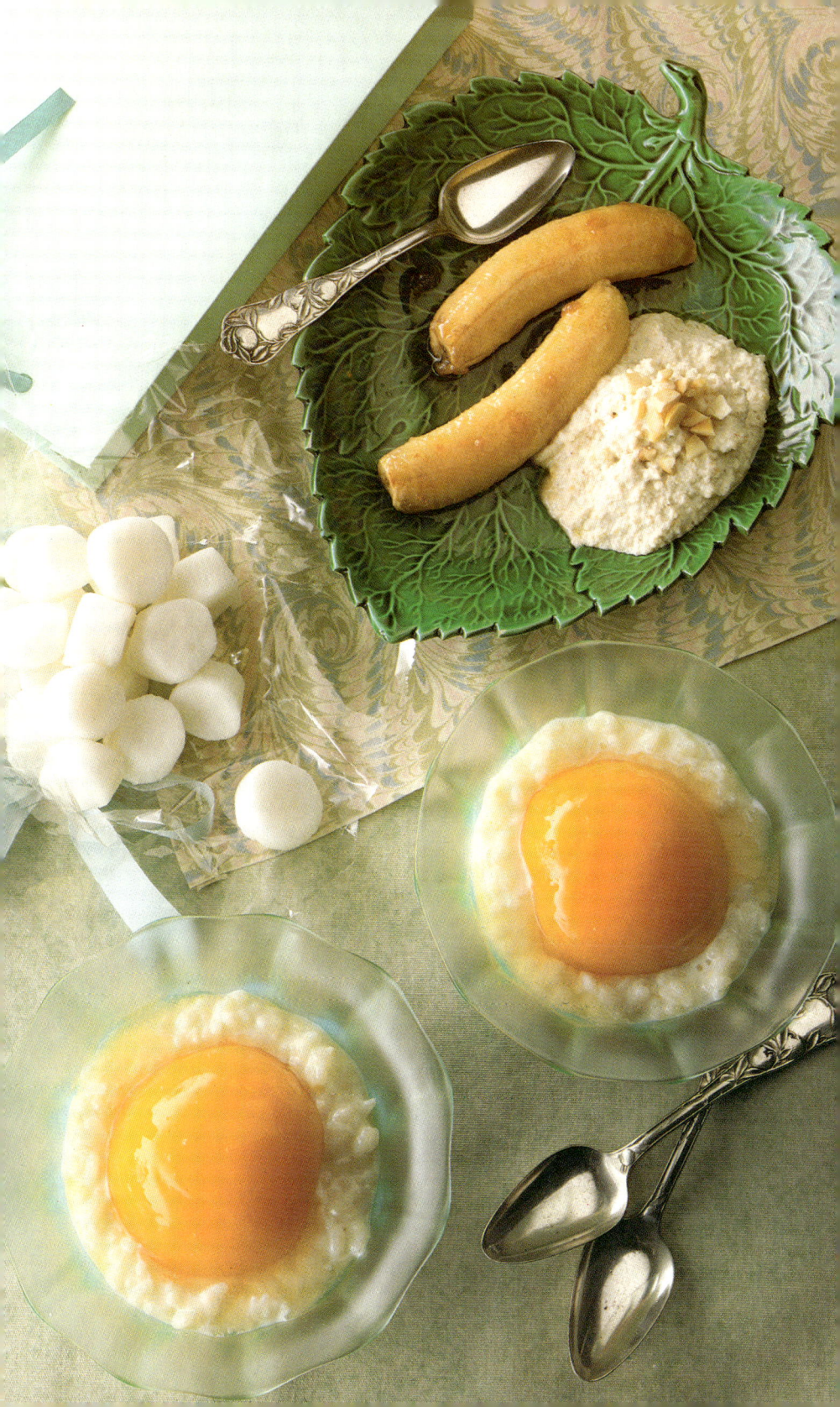

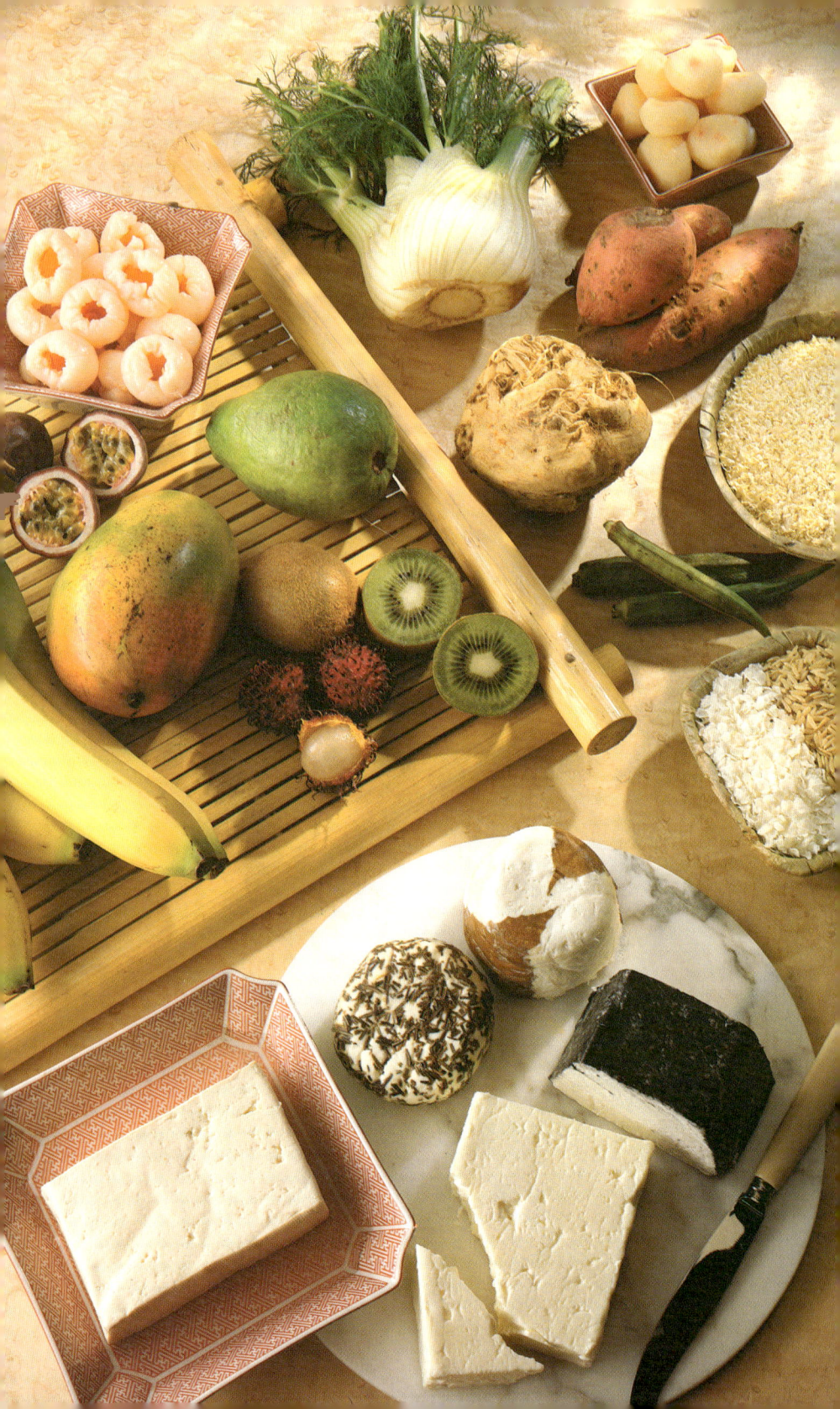

ANHANG: LEBENSMITTEL-KENNZEICHNUNG

Die nachfolgenden E-Nummern können anstelle der Bezeichnung der Zusätze auf der Verpackung angeführt sein.

Nummer	Bezeichnung des Zusatzstoffes
E100	Kurkumin
E101	Riboflavin oder Lactoflavin
E102	Tartrazin
E104	Chinolingelb
E110	Gelborange S
E120	Carminsäure, Chochenille
E122	Azorubin
E123	Naphtalrot
E124	Cochemillerot
E127	Erythrosin
E131	Patentblau V
E132	Indigotin I (Indigocarmin)
E140	Chlorophylle
E141	Kupferhaltige Komplexe der Chlorophylle und Chlorophylline
E142	Brilliantsäure grün B
E150	Zuckercouleur
E151	Brilliantschwarz BN
E153	Carbo medicinalis vegetabilis
E160(a)	Alpha-Carotin, Beta-Carotin, Gamma-Carotin
E160(b)	Bixin, Norbixin
E160(c)	Capsanthin
E160(d)	Lycopen
E160(e)	Beta-Apo 8' Carotinal (C_{30})
E160(f)	Beta-Apo-8'Carotin-Säure (C_{30}), Äthylester
E161(a)	Flavoxanthin
E161(b)	Lutein
E161(c)	Cryptoxanthin

Allergiefreies Essen (im Uhrzeigersinn): Bananen, Mango, Guava, Passionsfrucht, Lychees, Kiwifrucht, Fenchel, Wasserkastanien, Süß-kartoffeln, Knollensellerie, Hirse, Okra, Naturreis — ungekocht und gekocht, eine Auswahl Ziegenkäse, Feta- und Sojakäse

Nummer	Bezeichnung des Zusatzstoffes
E161(d)	Rubixanthin
E161(e)	Violaxanthin
E161(f)	Rhodoxanthin
E161(g)	Canthaxanthin
E162	Rote-Rüben-Extrakt oder Betamin
E163	Anthocyane
E170	Calciumcarbonat
E171	Titandioxid
E172	Eisenoxide und -hydroxide
E173	Aluminium
E174	Silber
E175	Gold
E180	Rubinpigment
E200	Sobinsäure
E201	Natriumsorbat
E202	Kaliumsorbat
E203	Kalziumsorbat
E210	Benzoesäure
E211	Natriumbenzoat
E212	Kaliumbenzoat
E213	Kalziumbenzoat
E214	p-Hydroxybenzoesäureethylester
E215	Ethyl-4-Hydroxybenzoat Natriumsalz
E216	Propyl-4-Hydroxybenzoat
E217	Propyl-4-Hydroxybenzoat Natriumsalz
E218	Methyl-4-Hydroxybenzoat
E219	Methyl-4-Hydroxybenzoat Natriumsalz
E220	Schwefeldioxid
E221	Natriumsulfit
E222	Natriumhydrogensulfit
E223	Natriumdisulfit
E224	Kaliumdisulfit
E226	Kalziumsulfit
E227	Kalziumhydrogensulfit
E230	Diphenyl
E231	Orthophenylphenol
E232	Natriumorthophenylphenolat
E233	Thiabendazol
E236	Ameisensäure
E237	Natriumformiad
E238	Kalziumformiad
E239	Hexamin
E249	Kaliumnitrit
E250	Natriumnitrit
E251	Natriumnitrat
E252	Kaliumnitrat
E260	Essigsäure
E261	Kaliumacetat
E262	Natrium-Hydrogen-Diacetat
E263	Kalziumacetat

Nummer	Bezeichnung des Zusatzstoffes
E270	Milchsäure
E280	Propionsäure
E281	Natriumpropinat
E282	Kalziumpropinat
E283	Kaliumpropinat
E290	Kohlendioxid
E300	L-Ascorbinsäure
E301	Natrium-L-Ascorbinat
E304	6-Palmityl-L-Ascorbinsäure
E306	Stark tokopherolhaltige Extrakte natürlichen Ursprungs
E307	Synthetisches Alpha-Tokopherol
E308	Synthetisches Gamma-Tocopherol
E309	Synthetisches Delta-Tocopherol
E310	Propylgallat
E311	Octylgallat
E312	Dodeclygallat
E320	Butylhydroxyanisol
E321	Butylhydroxytoluol
E322	Lecithin
E325	Natriumlaktat
E326	Kaliumlaktat
E327	Kalziumlaktat
E330	Zitronensäure
E331	Natrium-Dihydrogen-Citrat
E331	Dinatrium-Citrat
E331	Trinatrium-Citrat
E332	Kalium-Dihydrogen-Citrat
E332	Trikalium-Citrat
E333	Kalzium-Citrat
E333	Dikalzium-Citrat
E333	Trikalzium-Citrat
E334	Weinsäure
E335	Natriumtartrat
E336	Kaliumtartrat
E336	Kalium-Hydrogen-Tartrat
E337	Kalium-Natrium-Tartrat
E338	Orthophosphorsäure
E339(a)	Natrium-Dihydrogen-Orthophosphat
E339(b)	Dinatrium-Hydrogen-Orthophosphat
E339(c)	Trinatrium-Orthophosphat
E340(a)	Kalium-Dihydrogen-Orthophosphat
E340(b)	Dikalium-Hydrogen-Orthophosphat
E340(c)	Trikalium-Orthophosphat
E341(a)	Kalzium-Tetrahydrogen-Diorthophosphat
E341(b)	Kalzium-Tetrahydrogen-Diorthophosphat
E341(c)	Kalzium-Hydrogen-Orthophosphat
E400	Alginsäure
E401	Natriumalginat
E402	Kaliumalginat
E403	Ammoniumalginat

Nummer	*Bezeichnung des Zusatzstoffes*
E404	Calciumalginat
E405	1,2-Propylenglykolalginat
E406	Agar-Agar
E407	Carrageen und Carrageenate
E410	Johannisbrotkernmehl
E412	Guarkernmehl, Guargummi
E413	Tragant
E414	Gummi arabicum
E415	Xanthan Gummi
E420(i)	Sorbit
E420(ii)	Sorbitsirup
E421	Mannit
E422	Glycerin
E440(a)	Pectin
E440(b)	Pectin säurehaltig
E450(a)	Dinatrium-Dihydrogen-Diphosphat
E450(a)	Tetranatrium-Diphosphat
E450(a)	Tetrakalium-Diphosphat
E450(a)	Trinatrium-Diphosphat
E450(b)	Pentanatrium-Triphosphat
E450(b)	Pentakalium-Triphosphat
E450(c)	Natrium-Polyphosphat
E450(c)	Kalium-Polyphosphat
E460(i)	Mikrokristalline Zellulose
E460(ii)	Zellulosepulver
E461	Methylzellulose
E463	Hydroxypropylzellulose
E464	Hydroxypropylmethylzellulose
E465	Ethylmethylzellulose
E466	Natriumcarboxymethylcellulose
E470	Natrium-Kalium und Kalziumsalze der Fettsäuren
E471	Mono- und Diglyceride von Speisefettsäuren
E472(a)	Essigsäureester der Mono- und Diglyceride von Speisefettsäuren
E472(b)	Milchsäureester der Mono- und Diglyceride von Speisefettsäuren
E472(c)	Zitronensäureester der Mono- und Diglyceride von Speisefettsäuren
E472(d)	Weinsäureester der Mono- und Diglyceride von Speisefettsäuren
E472(e)	Ester der Monoacetyl- und Diacetylweinsäure der Mono- und Diglyceride von Speisefettsäuren
E473	Saccharose Ester der Fettsäuren
E475	Polyglycerinester der nichtpolymerisierten Speisefettsäuren
E477	Propylenglykolester von Speisefettsäuren
E481	Natrium-Stearoyl-2-Lactylat
E482	Kalzium-Stearoyl-2-Lactylat
E483	Stearyl-Tartrat

Da sie kaum je Symptome verursacht haben, sind die Substanzen mit den nachfolgenden E-Nummern auch bei der ersten Phase der Ausschluß-Diät erlaubt.

E100	E300	E421
E101	E301	E422
E420	E302	E440(a)
E140	E306	E440(b)
E150	E307	E460(i)
E153	E308	E460(i)
E160a	E309	E466
E160b	E322	E500
E160c	E336	E501
E160d	E363	E504
E161a	E375	E508
E161b	E400	E509
E161c	E404	E515
E161d	E406	E516
E161e	E407	E518
E161f	E410	E529
E161g	E412	E530
E162	E413	E542
E170	E414	E559
E172	E415	E901
E290	E416	E903
E296	E420(i)	E904
E297	E420(ii)	

DANKSAGUNG

Die Autoren danken ihren Angehörigen, die sich zum Vorkosten der Rezepte zur Verfügung gestellt haben, und Alison Wilson, daß sie alle gesund und wohlorganisiert über die Runden dieses Buches gebracht hat.

Elizabeth Workman, Virginia Alun Jones und John Hunter

Der Verlag dankt folgenden Personen für ihre Mitarbeit bei der Vorbereitung dieses Buches: Peter Myers, der, assistiert von Neil Mersh, die Fotos aufgenommen hat; Rose and Lamb Design Partnership für die künstlerische Gestaltung, Penny Markham für die Dekorationen und Lisa Collard für die Speisenzubereitung.

REGISTER

Gesundheit!

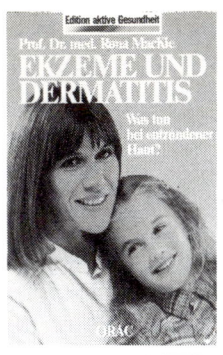

Dieses übersichtlich gestaltete Buch sagt dem betroffenen Leser alles, was er wissen muß, um seine Ekzeme unter Kontrolle zu halten oder sie sogar auszuheilen. Es wurde von Prof. Dr. med. Rona MacKie verfaßt, die Professor für Dermatologie an der Universität Glasgow (Schottland) ist und über eine zwanzigjährige Erfahrung in der Behandlung von Hautkrankheiten verfügt.

Prof. Dr. med. Rona MacKie

Ekzeme

110 Seiten, zahlreiche Abbildungen

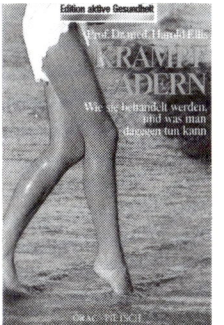

Die Frage „Was sind Krampfadern wirklich und wodurch werden sie verursacht" steht in diesem Buch im Mittelpunkt. Breiter Raum ist den Behandlungsmöglichkeiten gewidmet, praktikable Anleitung zur Selbsthilfe wird geboten.

Prof. Dr. med. Harold Ellis

Krampfadern

110 Seiten, mehr als 70 Abbildungen

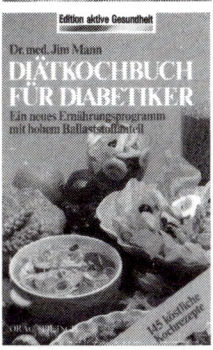

Ein ganz besonderes Kochbuch, geschrieben für Diabetiker, die Feinspitze bleiben wollen. Jedem einzelnen Rezept wurde die Kalorien/Joule-Anzahl beigefügt, ebenso die Broteinheiten, die Ballaststoffe sowie der Eiweiß- und Fettgehalt.

Dr. med. Jim Mann

Diätkochbuch für Diabetiker

126 Seiten, zahlreiche Farb- und SW-Abbildungen

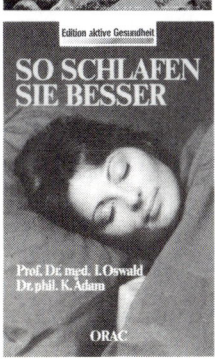

Weltberühmte Spezialisten geben auf wissenschaftlicher Basis erarbeitete, praktische Ratschläge wie Schlaflosigkeit, hervorgerufen durch viele unterschiedliche Faktoren, wirkungsvoll zu vermeiden ist.

Prof. Dr. med. Ian Oswald/Dr. Kirstine Adam

So schlafen Sie besser

122 Seiten, 16 Farb- und 10 SW-Bilder, 10 Zeichnungen.

In jeder Buchhandlung

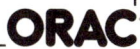

Gesundheit!

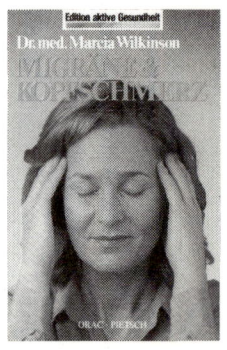

Was ist Migräne? Was löst Kopfschmerzen aus? Wie können Sie sich selber helfen? Dr. med. Marcia Wilkinson beantwortet in diesem Buch äußerst kompetent diese und viele weitere Fragen. Anhand informativer Fallstudien erläutert sie, was Migräne von anderen Kopfschmerzen unterscheidet, wie man sie erkennen kann und wie die Schmerzen „in den Griff" zu bekommen sind.

Dr. med. Marcia Wilkinson
Migräne & Kopfschmerzen
108 Seiten, 16 Farbfotos, 17 SW-Fotos

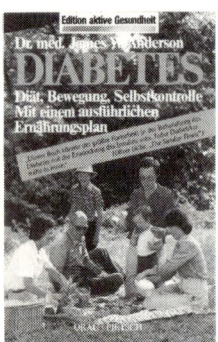

Dr. Anderson versucht, alle wichtigen Aspekte des Diabetes zu behandeln. Was er anbietet ist eine allgemeine Einführung in das Wesen der Erkrankung, ferner die wichtigsten Möglichkeiten, die Stoffwechseleinstellung mit einer speziellen Diät zu kontrollieren und damit Komplikationen zu vermeiden.

Dr. med. James W. Anderson
Diabetes
160 Seiten, 23 Farbfotos, 45 SW-Fotos

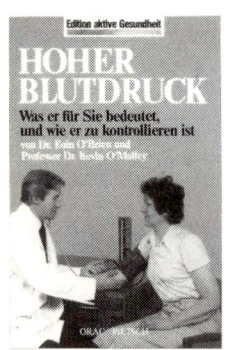

Ein Handbuch für jedermann, der an Bluthochdruck leidet. Auf dem aktuellen Stand des medizinischen Wissens, verfaßt von erfahrenen und einschlägig ausgebildeten Fachärzten.

Dr. med. Eoin O'Brien/Prof. med. Kevin O'Malley
Hoher Blutdruck
108 Seiten, 17 Farbfotos, 10 SW-Fotos

In jeder Buchhandlung

ORAC